国家癌症中心肿瘤专家答疑丛书

应对胰腺癌专家谈

YINGDUIYIXIANAI

ZHUANJIATAN

专家谈

王成锋 主编

中国协和医科大学出版社

图书在版编目（CIP）数据

应对胰腺癌专家谈／王成锋主编. —北京：中国协和医科大学出版社，2013.10

（国家癌症中心肿瘤专家答疑丛书）

ISBN 978-7-81136-940-3

Ⅰ．①应… Ⅱ．①王… Ⅲ．①胰腺癌-诊疗 Ⅳ．①R735.9

中国版本图书馆 CIP 数据核字（2013）第 178067 号

国家癌症中心肿瘤专家答疑丛书

应对胰腺癌专家谈

主　　编：王成锋
责任编辑：吴桂梅

出版发行：中国协和医科大学出版社
　　　　　（北京东单三条九号　邮编100730　电话65260378）
网　　址：www.pumcp.com
经　　销：新华书店总店北京发行所
印　　刷：北京佳艺恒彩印刷有限公司

开　　本：710×1000　　1/16开
印　　张：16.5
字　　数：190千字
版　　次：2014年4月第一版　　2015年11月第二次印刷
定　　价：29.80元

ISBN 978-7-81136-940-3

应对胰腺癌专家谈

主　　编：王成锋

副主编：赵心明　李晔雄

编　　者（按姓氏笔画排序）：

牛丽霞	王　力	王　铸	王　燕	王子平
王成锋	王珊珊	王海燕	王懋杰	车　旭
车轶群	丛明华	叶霈智	田爱平	田艳涛
石素胜	乔友林	刘　炬	刘　敏	刘　鹏
刘跃平	吕　宁	孙　莉	朱　宇	毕新刚
许潇天	闫　东	齐　军	吴　宁	吴秀红
吴宗勇	吴晓明	张月明	张建伟	张海增
张燕文	李　宁	李　槐	李忱瑞	李树婷
李峻岭	李晔雄	李彩云	李喜莹	杨宏丽
陈玉玲	陈应泰	单　毅	周冬燕	易俊林
郑　闪	郑　容	姚利琴	姚雪松	宣立学
赵心明	赵方辉	赵东兵	赵京文	赵国华
赵维齐	徐　波	徐志坚	耿敬芝	袁正光
高　佳	梁　晶	黄　镜	黄初林	黄宗勇
黄晓东	彭　涛	董莹莹	董雅倩	蒋顺玲
韩彬彬	魏葆珺			

序

近些年来，随着我国的城镇化和人口老龄化不断加快，"癌症"这个词汇越来越频繁地出现在各种媒体，成为大众关注的话题。据统计，从世界范围来看，癌症发病率约以年均 3% 左右的速度递增，现已成为人类第一位死因。《2012 中国肿瘤登记年报》统计，我国每年新发癌症病例 350 万，约 250 万人被癌症夺去生命。今后 10 年，中国的癌症发病率与死亡率仍将继续攀升。癌症耗费了大量的卫生资源，给整个社会造成了巨大的压力，也给癌症患者和家庭带来了身体上和精神上的痛苦以及沉重的经济负担。由于大多数晚期癌症疗效欠佳，所费不菲，这使得大众误以为所有的癌症都难以治愈且代价高昂，由此对癌症产生了恐惧心理。然而事实上并非如此，国际抗癌联盟（UICC）2010 年发表的研究结果，1/3 的癌症是可以预防的，1/3 的癌症是可以治愈的。如果能做到积极预防、及早发现、规范治疗，大多数癌症是有希望治好的。

在这场人类与癌症之间展开的没有硝烟的战斗中，仅仅凭借医务人员的努力是远远不够的。作为抗击癌症的主力军，医务人员不仅需要在治疗病患方面尽心竭力，还要将正确的抗癌知识通过各种形式的科普宣传与社会各界所有关心抗癌事业的人士分享，让更多的人正确的认识癌症。要将全社会各个层面的医疗活动的参与者都吸引到这个抗击癌症的队伍中来，政府、社会、防治机构、医务人员、研究人员、患者和家属，以及各界的热心人士携手并肩，汇聚力量，共同抗击癌症。

中国医学科学院肿瘤医院作为国家癌症中心的依托机构，拥有专业的医疗团队和先进的医疗水平，在肿瘤预防、肿瘤研究、早诊早治、多学科综合治疗等领域都做了大量的工作，取得了很多成绩。中国医学科学院肿瘤医院很早就认识到肿瘤防治需要社会的广泛参与，认识到防癌科普宣传的重要意义，长期以来不遗余力的通过报纸、电视、出版物、公益活动等多种形式普及癌症的防治知识。《国家癌症中心肿瘤专家答疑丛书》就是中国医学科学院肿瘤医院的名医专家们为大众奉献的一部内容新颖、形式生动的防癌科普丛书。

这部科普丛书涵盖了常见的 18 个癌种，通俗易懂、图文并茂，从癌症预防、研究到临床等多个不同角度深入浅出地解析肿瘤防治知识。充分体现了作者们传播健康生活方式、倡导正确防癌治癌的理念。希望广大读者能从中受益，拥有更加健康、更高质量的生活，享受更加美好的明天。

中国科学院院士
中国医学科学院肿瘤医院院长
2013 年 12 月

前　言

　　从全球发达国家癌症的发病规律中，我们看到癌症的发病率在一定阶段随经济的快速发展而呈增长趋势。在社会、人们给予普遍重视并采取相应措施之后，发病状况将逐渐趋缓。人类在攻克癌症的科学探索中取得的每一点进步，都将对降低癌症的发病率、提高癌症的治愈率起到不可低估的作用。我国目前正处在癌症的高发阶段，我们常常听到、看到以及周围的同事、亲友都有癌症发生，癌症离我们越来越近，癌症就在我们身边。癌症究竟是怎么回事，怎样才能减少患癌症的风险，得了癌症怎么办……，这些都是癌症患者、家属乃至大众问得最多的问题。为了帮助大家解除疑惑，了解更多相关知识，在癌症的治疗、康复和预防上给予专业性的指导，我们编写了这套丛书，希望能够协助患者、家属正确面对癌症，以科学的态度勇敢地与医务工作者共同战胜疾病。

　　《国家癌症中心肿瘤专家答疑丛书》（以下简称《丛书》）包括肺癌、胃癌、结直肠癌、肝癌、食管癌、膀胱癌、胰腺癌、淋巴瘤、肾癌、乳腺癌、宫颈癌、卵巢癌、鼻咽癌、下咽癌、喉癌、甲状腺癌、脑瘤、骨与软组织肿瘤等 18 种常见癌症，分为 18 个分册，方便读者选用。《丛书》以癌症的诊断、治疗、预防和康复为主线，介绍了癌症的临床表现、诊断、治疗方法、复查、预防与查体、心理调节以及认识癌症、病因的探究、如何就诊等相关内容。书后附有治疗癌症的案例供读者参考。书中内容均为当前在癌症预防、诊断、治疗、科研中的最新成果。例如，对一些癌症目前正在探索中的方法进行了客观的介绍；对于癌症的发生原因，也尽量将复杂的专业问题以简洁的语言呈现给读者。书中的观点、方法均以科学研究与

1

临床实践为依据，严谨准确，坚决杜绝用伪科学引导、误导读者，帮助患者适时的选择治疗方法正确就医、康复。《丛书》中应读者需要还纳入了有关营养饮食、心理调节内容，在癌症的治疗康复中扩大了医疗之外的视野，提示患者和家属应更加关注合理的饮食和心理调节的重要性。为了更加贴近患者和家属，《丛书》采取了问答形式，读者找到问题便可以得到答案，方便读者使用。书后的"名家谈肿瘤"，是本书的另一特色，这些权威实用的科普内容，是专家们多年科学研究的成果和临床诊疗经验的总结，是奉献给读者的科普精粹。

《丛书》各册的主编都是长期工作在临床一线的医生，参加《丛书》撰写的作者都是活跃在本专业领域的中青年专家、业务骨干。部分资深专家也加入到编者行列，为了帮助癌症患者，普及科学知识，大家聚集在一起，在繁忙的临床科研教学工作中挤出时间撰写书稿。有的分册在编写前还向患者征集问题或将初稿送患者阅读修改。每本分册都是专家与读者的真诚对话，真心交流，字里行间流露出专家对读者的一片热忱、一份爱心。《丛书》的编写覆盖了肿瘤内科、外科、麻醉、诊断、放疗、病理、检验、药理、营养、护理、肿瘤病因、免疫、流行病学等肿瘤临床、肿瘤基础领域的专业知识，参编专家100余人。有些专家特为本书撰写的稿件已经可以自成一册，因为篇幅所限，只摘取了其中少部分内容。大家都有一个共同的心愿：为读者提供最好的读物。我们邀请肿瘤知名专家陆士新、孙燕、程书钧、黄国俊、屠规益、殷蔚伯、储大同、唐平章、赵平为《丛书》撰稿，他们都欣然同意，在百忙中很快将稿件完成。《丛书》是参与编辑人员集体的奉献。在书稿的编写出版过程中还有很多令人感动的故事，点点滴滴都体现了专家们从事医学科学的职业追求和职业品格，令人敬佩，值得学习。在此，对参加《丛书》撰写的专家、学者及所有人员表示衷心的感谢！还要特别感谢原中国科普研究所所长袁正光教授，从另一角度补上了癌症患者应如何对待死亡一页，为我们能够正视死亡、坦然面对死亡揭开了一层面纱。策划编辑张平同志，在18本《丛书》的组稿、修改、协调、联络全过程中发挥了中心作用，做出了重要贡献，在此对她表示感谢！

《丛书》作为科普读物还存在着许多不足，由于专家们希望为读者提供更多的专业知识，书中的内容、用语仍然偏专业些，为此在每册书的最后都列出了一些专业名词解释，有助于读者进一步学习相关专业知识，提高科学认知。

最后，希望《丛书》能够给予读者更多的帮助。患者在这里可以找到攻克癌症的同盟军，我们将共同努力，为战胜疾病、恢复健康而奋斗。作为科普读物，本书还有诸多不足，请广大读者给予指正。

丛书主编
国家癌症中心副主任
中国医学科学院肿瘤医院党委书记
2013年10月1日于北京

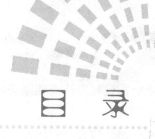

目 录

三、治疗方法篇

9

四、复查及预后篇

五、 心理调节篇

六、 预防与体检篇

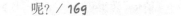
七、 认识胰腺癌篇

八、病因探究篇

九、如何就诊篇

十、 典型病例篇

十一、 名家谈肿瘤

十二、 名词解释

一、临床表现篇

1. 什么是临床表现？

临床表现是指患者得了某种疾病后身体发生的一系列异常变化。临床表现包括症状和体征。所谓症状就是指患者主观感觉的身体不适或异常表现，如头痛、乏力、吞咽困难等；而体征则是指由医生通过**视诊**、**触诊**、**叩诊**、**听诊**查到的客观异常表现，如**听诊**时听到的心脏杂音、**触诊**时触到的肝或脾肿大等。

2. 早期胰腺癌患者有哪些临床表现？

早期胰腺癌无明显和特异性的症状和体征，使许多患者被误诊。胰腺癌常见的早期症状包括：①厌食、消化不良和体重下降，但出现的比率仅占10%。有观点认为食欲减退、恶心呕吐、排便习惯改变、消瘦为胰腺癌的四大早期症状。②上腹不适和疼痛。表现为上腹疼痛或说不清的不适感，时轻时重、时有时无，一般夜间更明显。其不适感的部位较深、范围较广、性质较模糊，患者不易说清楚且有进行性加重现象，并逐步转为隐痛、胀痛和腰背痛。胰头癌的腹痛偏于右上腹，胰体尾癌偏于左上腹，少数人可有脐周痛。③不明原因的黄疸。胰头癌多以梗阻性黄疸为最突出的症状，黄疸通常呈持续性且进行性加重，但部分患者可以无任何不适的表现。

3. 胰腺癌患者有哪些常见症状？

胰腺是人体最重要的消化腺，发生于胰腺的肿瘤多有消化不良的症状。上腹部不适是最常见的症状。食欲减退和消瘦也是胰腺癌的症状。无痛性黄疸曾认为是胰头癌的典型症状，但实际上无痛性黄疸作为首发症状仅出现在 10%~30% 的患者；肿瘤部位若靠近胰头和壶腹周围，黄疸可较早出现，黄疸常呈持续且逐渐加深的态势，同时伴大便色泽变淡、甚至呈陶土色或白色，小便黄色、甚至浓茶色，皮肤黄染呈棕色或古铜色，皮肤瘙痒和抓痕。腹痛是胰头癌患者常见的症状之一，胰体尾部癌发生率更高，且可由于累及腹腔神经丛而呈现难以忍受的上腹痛和腰背痛；疼痛常提示病变已进入晚期。晚期胰腺癌患者可出现上腹固定的肿块、腹水等。疾病进一步发展可有恶病质及肝、肺或骨骼等脏器远处转移的表现。

4. 导致胰腺癌患者感觉不适的常见原因是什么？

上腹部不适及隐痛：是肿瘤致胰管或胆管梗阻引起的。梗阻早期尽管尚未引起黄疸，但胆汁排泄不畅，胆管内压力升高，胆管及胆囊均有不同程度的扩张，患者可出现腹部不适及隐痛。

食欲减退和消瘦：由于肿瘤阻塞胰管、胆管导致胰液（含丰富的消化酶）及胆汁排泄受阻，消化道内缺少消化液，营养吸收能力下降，反射性抑制患者食欲。进食减少和营养吸收能力下降致消瘦和体重减轻。

梗阻性黄疸：是胰头癌的突出表现，是肿瘤压迫或侵犯胆管造成肝内胆汁淤积,再返流入血形成。黄疸常呈持续且逐渐加重,伴有大便颜色变淡,甚至呈陶土色,小便呈浓茶样颜色。皮肤黄染呈棕色或古铜色,同时有皮肤瘙痒的表现。

5. 胰腺癌患者有哪些常见体征?

胰腺癌常见的体征包括上腹部压痛、肝肿大、胆囊肿大、皮肤及巩膜黄染、皮肤抓痕、腹部肿块、腹部血管杂音、腹水征、血栓性静脉炎等。

6. 导致胰腺癌患者出现异常体征的常见原因是什么?

胰腺癌的上述体征是胰腺癌病理生理变化的直接反应。上腹部压痛是胰腺癌早期的体征之一,是消化道梗阻的早期表现,随着癌症的发展,内脏会形成牵拉反应,使疼痛更加严重。肝肿大一般是由胆汁淤积导致,晚期可以由肿瘤转移导致。胆囊肿大常被肝肿大掩盖、不容易被发现,当胰腺癌出现梗阻性黄疸时,有时可扪及肿大胆囊。腹部肿块由于胰腺癌位置较深,一般情况下不易触及,但胰体尾癌较胰头癌易于触及肿块,体格偏瘦者较肥胖者易于触及肿块。如果扪及肿块,无论是原发病灶或者转移灶所致,多提示癌症已经到了中晚期。腹部血管杂音是癌肿压迫肠系膜上动脉、腹主动脉或脾动脉时,腹部可出现吹风样血管杂音。腹水征是胰腺癌晚期的表现,由于腹膜转移、门静脉血栓形成或者癌肿压迫门静脉而导致。血栓性静脉炎是癌肿破坏胰腺组织,使胰蛋白酶游离,凝血机制异常,导致游走性血栓性静脉炎或者小腿深部静脉血栓形成。

7. 什么是黄疸？

黄疸并不是一种独立的疾病，而是由某些疾病引起的临床症状。原因是某些疾病导致血清中胆红素升高，从而使皮肤、黏膜和巩膜（眼睛）发黄。胆红素在血液流经肝脏时进入肝细胞内，结合后的胆红素由肝细胞分泌进入胆管，再流入肠道参与营养物质的消化吸收。胆红素进入肠道，参与人体的消化和吸收，对人体是有益的；一旦由于各种原因胆红素进入血液，则对人体是有害的。高胆红素血症对人体的各个系统和脏器都有损害，包括肝脏、肾脏、心脏、神经系统、皮肤等。

8. 黄疸一般分为几种类型？

黄疸一般分为肝细胞性黄疸、梗阻性黄疸、溶血性黄疸三种。

肝细胞性黄疸：常见疾病包括病毒性肝炎、肝硬化、中毒性肝炎、钩端螺旋体病、败血症等。

梗阻性黄疸：梗阻性黄疸是由于各种原因导致胆管阻塞，胆汁无法正常排泄进入肠道而引起胆汁淤积所致。

溶血性黄疸：溶血是指血液内的红细胞非正常破坏。凡能引起溶血的疾病都可产生溶血性黄疸。如地中海性贫血、遗传性球形红细胞增多症、自身免疫性溶血性贫血、新生儿溶血、不同血型输血后的溶血以及蚕豆病、恶性疟疾、毒蛇咬伤、毒蕈中毒、阵发性睡眠性血红蛋白尿等。

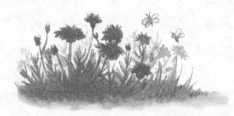

9. 发生梗阻性黄疸的原因有哪些？

梗阻性黄疸是黄疸的一种类型，其原因为胆汁无法正常排泄而引起胆汁淤积所致。由于胆管阻塞，胆管扩张，导致小胆管与毛细胆管破裂，胆汁中的胆红素反流入血，此外由于胆汁分泌功能障碍，毛细胆管的通透性增加，胆汁浓缩且流量减少，导致胆管内胆盐沉淀与胆栓形成。按照胆汁阻塞的位置，胆汁淤积可分为肝内性和肝外性。

肝内性多见于肝内胆管泥沙样结石、肿瘤压迫、癌栓、寄生虫病以及毛细胆管型病毒性肝炎、药物性胆汁淤积、原发性胆汁性肝硬化等。

肝外性胆汁淤积可由肿瘤、结石、胆管狭窄、炎性水肿及蛔虫等阻塞所引起。

10. 梗阻性黄疸的危害有哪些？

梗阻性黄疸由于胆管压力升高可影响肝细胞对胆色素的摄取、代谢和释放，造成肝细胞损害，可出现肝功能异常的表现；可导致内毒素血症，是梗阻性黄疸术后高并发症和高死亡率的重要原因；可导致急性肾功能衰竭，临床称为肝肾综合征，亦为重要死亡原因之一；可造成免疫系统损害、抵抗力下降，容易发生感染和肿瘤的播散；低蛋白血症和电解质代谢异常可致术后切口、吻合口愈合不良甚至切口裂开、吻合口瘘；出现**凝血功能障**碍及术后胃肠应激性溃疡等。

总之，胰腺癌所致的梗阻性黄疸可导致一系列严重的并发症和损害，甚至死亡。其**预后**取决于胆管梗阻解除的及时与否，梗阻时间越长，死亡率越高。

11. 黄疸患者为什么小便发黄或呈浓茶色？

梗阻性黄疸时，胆汁难以排入胃肠道而吸收入血形成高胆红素血症，胆红素更多地经肾脏排泄进入尿液中，临床上称之为胆色素尿，所以小便黄色越来越浓，甚至呈浓茶色或酱油色。

12. 黄疸患者大便为什么会变白？

正常情况下胆红素经胆管排泄入肠腔，参与肠内容物的代谢，其代谢产物随大便排出体外，并使大便为黄色。胰头癌压迫胆总管形成梗阻性黄疸时，胆汁难以排入肠道，致使大便颜色变浅，甚至呈白陶土色。

13. 黄疸患者为什么会出现皮肤瘙痒？

梗阻性黄疸时，胆汁难以排入胃肠道而吸收入血液，形成高胆红素血症。胆盐潴留在皮肤，促进周围细胞中的蛋白酶释放而致皮肤瘙痒，夜间尤为严重，致难以休息；瘙痒常致遍体抓痕，最常见于上臂、小腿和腹部。随着胆管梗阻解除，胆盐重新吸收入血、排泄，瘙痒会逐渐缓解、消除。

14. 胰腺癌患者为什么会呕吐？

胰腺癌患者有一部分会出现呕吐，这是因为胰腺与胃、十二指肠的解剖关系密切。胃与十二指肠连接，食物先储存在胃内，然后进入十二指肠。胃位于胰腺前方，十二指肠呈 C 形包绕胰头。当胰头肿瘤逐渐增大，压迫十二指肠或侵及胃时，便引起肠道梗阻，食物难以通过十二指肠，患者出现呕吐。胰体尾和空肠起始部关系密切，胰体尾癌压迫或侵犯空肠起始部也可以导致肠梗阻，出现呕吐。另外胰腺癌导致的黄疸和肝功能损害、胰酶不能排泄进入肠道，也是导致患者恶心呕吐的原因之一。

15. 什么是恶病质?

恶病质是指人体显著消瘦、贫血、精神衰退等全身功能衰竭的现象，多由癌症和其他严重的慢性疾病引起，恶病质的发生多指机体处于严重的功能失调状态。多种疾病都可导致患者出现恶病质，包括恶性肿瘤。恶性肿瘤导致的恶病质最常见，称为肿瘤恶病质。

癌症导致恶病质的原因是肿瘤通过各种途径使机体代谢发生改变，机体不能从外界吸收营养物质。肿瘤从人体自身固有的脂肪、蛋白质夺取营养构建自身，故机体失去了大量营养物质。表现为极度消瘦、皮包骨、形如骷髅、贫血、脱水、无力甚至完全卧床、生活不能自理、极度痛苦等全身衰竭综合征。体重下降是恶病质患者最常见症状（体重下降超过5%表明正在发展为恶病质，体重下降超过15%则确认已经进入恶病质状态）。至少有30%的癌症患者死于恶病质，另外超过一半的癌症患者死亡时伴有恶病质的存在。

16. 为什么胰腺癌患者恶病质的发生率高?

胰腺癌晚期患者可具有多种症状和体征，主要包括剧烈的疼痛、黄疸、消化道梗阻、发热、腹水等。这些症状和肿瘤广泛转移导致消化系统功能下降、机体营养摄入减少、肿瘤消耗增加，最终使得机体大量营养物质丢失。绝大部分晚期胰腺癌患者都有恶病质的存在。由于胰腺癌发展迅速，所导致的恶病质出现的时间早，发展速度快，在短时间内可使患者的全身状况急速恶化。

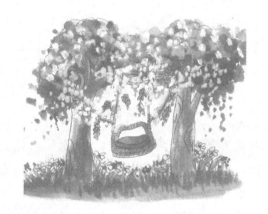

二、诊断篇

17. 临床上诊断胰腺癌常用哪些方法？

目前医学上发现或诊断胰腺癌主要通过医学影像学检查，包括腹部B超或彩超（彩色多普勒超声）检查、CT（电子计算机断层摄影检查）、MRI（磁共振成像检查）、PET（正电子发射计算机断层显像检查）或PET-CT等检查。

18. 胰腺癌患者为什么要做超声检查？

腹部B超（彩超检查）是胰腺癌**筛查**和诊断的首选方法，它的特点是操作简便、对人体无损伤、无放射性、价格低廉，并可多角度观察，能较好地显示胰腺内部结构、胆管有无梗阻及梗阻部位等。但超声也有其局限性，而它最大的局限性是视野小，即观察的范围小，同时容易受胃肠道内气体多少以及体型胖瘦的影响（如果患者较胖或腹胀的时候，则观察效果不佳），因此彩超检查应在早晨、空腹时进行，以尽量减少胃肠道气体对检查的影响。由于上述原因，彩超诊断胰腺癌的准确率低于CT、MRI等检查。

彩超检查中还有超声造影检查，就是在检查过程中，经静脉注入造影剂，在超声探头的范围内，动态观察胰腺肿物造影后的变化，进一步作出诊断。同时，在超声引导下还可以进行穿刺**活检**，这可以明确胰腺肿物的性质。

19. 胰腺癌患者做 CT 检查的目的是什么？

腹部 CT 平扫和增强扫描是目前胰腺最佳的无创性影像检查方法，主要用于胰腺癌的诊断和分期。平扫可大致显示病灶的大小、部位，但很难做出定性诊断，也不利于显示肿瘤与周围结构的关系。当碘过敏试验阴性、无相关**禁忌证**者应做增强扫描，此检查能较好地观察胰腺肿瘤的大小、部位、形态、内部结构、肿瘤与周围结构的关系，为判断肿瘤的性质提供重要的依据。同时，CT 能够较准确地判断有无肝转移及肿大淋巴结等。

20. 为什么胰腺癌患者需要薄层、多期、增强 CT 扫描？

增强扫描能较好地观察胰腺肿瘤的大小、部位、形态、内部结构、肿瘤与周围结构的关系，为判断肿瘤的性质提供重要的依据。通常 CT 扫描层厚 5mm（毫米），而薄层扫描则为 1mm，不仅能够显示出病灶与正常胰腺之间的密度差异，可获得更清晰的胰腺自身、胰周血管和胰胆管等结构的解剖图像，而且扫描后通过对病变的多平面重建（MPR）处理，更易于发现胰腺癌有无侵犯邻近结构和器官，可早期发现肝脏转移或远处转移，为临床确定肿瘤是否能够手术切除提供依据。CT 多期增强检查分为动脉早期、动脉晚期、胰腺期、门脉期，通过不同时相观察肿瘤的血流动力学改变，可显著提高胰腺微小肿块的检出率，有助于对肿瘤术前精确分期和手术可切除性的判断，是发现早期胰腺癌的最佳扫描方法。因此国际上将该种扫描技术称之为"胰腺专用CT 扫描"。

21. MRI+MRCP 检查胰腺癌的作用是什么？

对于肾功能不全以及碘过敏的患者，不宜做 CT 增强扫描，可通过腹部 MRI 扫描进行诊断。此外，对 CT 检查提示局部血管受侵的患者，腹部 MRI 扫描可以提供更高质量的图像，尤其 MRCP（磁共振胰胆管成像）可以更清晰地显示病变、胰管有无扩张、胆管有无梗阻等。MRCP 是一种新兴的胰胆管观察方法，能全面反映病变的位置、大小及周围浸润转移情况。胰腺的恶性肿瘤可以导致胰胆管梗阻，MRCP 对于梗阻性病变可以明确梗阻的范围、部位；梗阻的远段、近段均可以做到良好显示。有文献报道，MRCP 在梗阻性黄疸的定性诊断率一般为 87.9%，定位诊断率达 98.3%。MRCP 的优点是非侵袭性、无创、无辐射、无需对比剂、成功率高且不涉及并发症的危险，具有良好的组织对比性；能显示自然状态下胰胆管的详细解剖形态，对恶性梗阻不仅可明确梗阻部位，还可以显示梗阻周围及病变远端形态；可在任何平面获得多平面成像。MRCP 的不足是其易受呼吸运动伪影的影响，因此检查时患者需控制好呼吸。

22. 胰腺癌患者为什么要做 PET-CT 检查？

PET-CT 检查是近年来肿瘤诊疗领域中应用渐广的一种手段，可以较为准确地评估病变的性质及范围，对恶性肿瘤的分期、诊断和治疗方案的选择有较高的价值。PET-CT 检查既可提供胰腺的影像，也可以提供全身组织和器官异常代谢的影像，可以发现胰腺肿瘤以及其他部位转移性肿瘤，可为诊断胰腺癌以及准确判断临床分期提供重要帮助。但由于 PET 或 PET-CT 检查费用昂贵且多数情况下属自费检查项目，是限制其应用的一大瓶颈，目前主要用于发现远处转移病灶以及对化疗或放疗的疗效评价。

由于 PET-CT 具有精准、高效、超前等优势，因此在临床上用途广泛，而主要的应用就在于疾病的检查方面：①健康体检：它可以检查出 2mm（毫米）左右的细微肿瘤病变，提前半年以上检测出微小的细胞病变。②肿瘤**筛查**：对于很多模棱两可的CT、MRI 结果，临床上一般都会建议做 PET-CT 加以鉴定，它是临床上精确度最高的肿瘤**筛查**设备。③康复辅助检查：PET-CT可以一目了然地检测出患者身体各个部位的病变情况（肿瘤的位置、肿瘤的性质、肿瘤是否转移等），有效提高了肿瘤临床分期的准确率，避免了不必要的手术探查。④疗效评估：治疗后通过 PET-CT 检查可以确定肿瘤是否有进展、癌细胞的活跃性是否降低、全身其他部位还有没有扩散，可以判断之前治疗手段的效果，是"可否沿袭之前治疗方案"的重要依据。

糖尿病血糖控制不满意者，不能安静平卧 20 分钟者，注射示踪剂后排尿污染内衣者等不适于 PET-CT 检查。

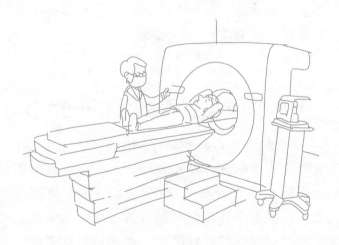

23. 胰腺癌患者为什么要做上消化道造影或十二指肠低张造影？

上消化道造影或十二指肠低张造影是消化道疾病常用的检查方法，虽然不能直接显示胰腺肿瘤，但是可以间接反映肿瘤的位置、大小及胃、十二指肠受压情况。因为胰腺增大可能会引起胃与十二指肠位置和形态的改变，譬如胰头癌可见十二指肠肠曲扩大或十二指肠降段呈反"3"征象，而十二指肠低张造影则能使十二指肠扩张得更好，从而更好地显示胰腺肿瘤对十二指肠造成的压迫或侵犯，有助于临床医生做出诊断和制订治疗计划。

24. 内镜超声检查胰腺癌的作用是什么？

内镜超声（EUS）是内镜（如胃镜）和超声的结合，把超声探头放置在内镜的顶端，内镜进入消化道后超声探头离胰腺距离近，避免了普通超声面临的胃肠道气体的干扰，加之探头频率高，因此显示的胰腺图像较清晰，诊断灵敏度较高。EUS能够检出直径≤1cm（厘米）的胰腺癌，甚至可探测到直径约5mm（毫米）大小的胰腺癌，对小胰腺癌的诊断价值极高。同时EUS还可显示胰腺癌周围血管侵犯情况，敏感性达90%，并能显示周围局部淋巴结转移、胰前方被膜及胰后方组织浸润，对胰腺癌术前分期非常重要。

25. 经内镜逆行胰胆管造影检查胰腺癌的作用是什么？

经内镜逆行胰胆管造影（ERCP）是将十二指肠镜插至十二指肠降部，找到十二指肠乳头，由内镜活检管道插入塑料导管至乳头开口部，注入造影剂后 X 线摄片以显示胰胆管。经内镜逆行胰胆管造影不能直接显示肿瘤病变，主要依靠主胰管、分支胰管的变化而诊断。经内镜逆行胰胆管造影可显示胰管狭窄、中断、不规则弯曲，分支胰管阻塞、扩张；胰管显示的同时显示胆管近端扩张、远端狭窄，称"双管征"。当胆汁在肝内外胆管淤积，胆管被动扩张，胆管壁变薄，迂曲延长，甚至延伸至肝脏边缘，在经内镜逆行胰胆管造影下其形态极像"软藤"，称"软藤征"，是诊断胰腺癌的重要征象。

26. 胰管内超声检查胰腺癌的作用是什么？

胰管内超声（IDUS）技术是经常规内镜活检钳通道将高频微型超声探头置入胰管内进行实时超声扫描的一种新技术，可以通过内镜将直径为 2mm 的微小探头伸进主胰管内，能清晰显示主胰管、胆管和胰管周围的解剖结构，胰管内超声能诊断原位癌和胰管周围实质的小浸润，对胰管系统的小胰腺癌检出率接近100%。由于仪器设备的限制目前临床应用较少，普及率低。

27. 内镜超声引导下细针穿刺术诊断胰腺癌有何价值？

虽然内镜超声发现胰腺微小病变的敏感性很高，可发现仅几毫米的病变，但现有的影像检查手段有时难以区分胰腺肿块的性质。获取确定性的病理诊断往往是必要的，内镜超声引导下细针穿刺术（EUS-FNA）是确诊胰腺癌的最佳选择。目前获取胰腺病理的方法包括 CT、超声、内镜超声和腹腔镜引导下的活检，由于内镜超声排除了腹壁脂肪、肠腔气体等因素对图像质量的影响，采用较高的超声频率以最近的距离对胰腺组织进行扫描，从而使其对胰腺疾病的显示效果明显优于其他**活检**技术，内镜超声引导下细针穿刺术已经成为获取胰腺病理的最主要方法。内镜超声引导下细针穿刺术对胰腺癌的诊断敏感性、特异性和准确率一般为 64%~92%、95%~100% 和 85%~95%。此外，内镜超声引导下细针穿刺术获取的样本还可以与分子生物学技术相结合以提高胰腺癌的诊断率。

28. 胰腺癌患者内镜超声引导下细针穿刺有什么风险？

内镜超声引导下细针穿刺术（EUS-FNA）最常见的并发症就是出血，如果在行 EUS 时仔细地检查并避开血管结构，出血几乎可以避免，所以在穿刺之前应用彩色多普勒超声检查进针路线中的血管是必要的。内镜超声引导下细针穿刺术其他严重并发症（如胰腺炎、腹膜炎、腹水和胰瘘等）的发生率极低。内镜超声引导下细针穿刺术结束后应禁食禁饮 24 小时，通常应用抗生素、止血和抑酸药，以降低术后并发症。

内镜超声引导下细针穿刺术是否会造成针道肿瘤**种植**转移？因为在做内镜超声引导下细针穿刺术时，穿刺针道通过距离短，目前认为这种风险很小。统计全球开展内镜超声引导下细针穿刺术从 1992 年开始至 2003 年的资料，没有内镜超声引导下细针穿刺术造成肿瘤**种植**转移的报告。仅 2005 年加拿大一位学者报告了一例胰尾肿瘤的穿刺造成了胃体**种植**转移。因此内镜超声引导下细针穿刺术发生**种植**转移的机率很小。

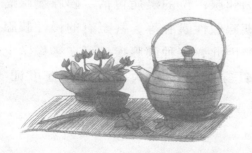

29. 腹腔镜和腹腔镜超声检查胰腺癌的作用是什么？

腹腔镜可直视下观察肝脏表面和腹腔。腹腔镜超声能更好地发现肿瘤的局部浸润、胰周淋巴结转移和血管浸润，是胰腺癌分期的重要手段。腹腔镜技术在胰腺癌外科的应用包括：胰腺癌的分期与可切除性评估；组织细胞学活检；胰腺癌切除；不能切除胰腺癌的姑息治疗等。

通过胰腺癌的腹腔镜分期和血管是否受侵的判断，可对胰腺癌可切除性进行准确的评估。由于腹腔镜、腹腔镜超声是直视下，避免了肠腔积气和肠蠕动的干扰，分期更准确，优于影像学分期。影像技术可使胰腺癌术前判断可切除性的准确性达75%，腹腔镜检查可使4%～13%的患者免受开刀之苦。

30. 如何解读影像报告单上的胰腺占位或胰腺占位性病变？

大家经常在影像报告单上看到胰腺占位的诊断，遇到这种情况，不要惊慌惧怕，因为胰腺占位并不等同于胰腺癌。起源于胰腺的各种良恶性肿瘤及表现为肿块的疾病都可称之为胰腺占位性病变，但到底是什么性质，是良性还是恶性，需有细胞学或病理学依据。当然，有些典型的胰腺癌影像特征从影像学检查即可大致诊断。表现为胰腺占位的疾病包括：胰腺囊腺瘤、胰腺癌、胰腺内分泌瘤、胰腺假性囊肿等，甚至有的慢性胰腺炎也表现为胰腺占位性病变。因此，多种胰腺疾病可在影像学上表现为胰腺占位，术前的细针穿刺活检或术后病理检查可证实胰腺占位的性质。

31. 确定治疗方案时，为什么超过1个月的影像学检查要重新做？

胰腺癌恶性程度高，进展速度快。如果影像学检查已超过1个月，就不能准确反映当前的疾病情况。因为胰腺肿瘤在1个月内可能已明显增长或者可能侵犯邻近脏器，造成腹腔的**种植转移**、转移到更多的淋巴结、侵犯重要血管等状况。更严重的是肿瘤可能已转移到肝、肺等远处脏器，胰腺癌的分期更晚，可能已不能手术切除。因此，制订治疗方案时，应参考最新的影像学检查。

32. 如何看胰腺癌患者的生化检查结果？

胰腺癌患者的生化检查结果应关注以下几个方面：

（1）碱性磷酸酶（ALP）、谷丙转氨酶（ALT）和谷氨酰转肽酶（GGT）：可能升高，当有黄疸时碱性磷酸酶、谷氨酰转肽酶升高明显，谷丙转氨酶轻度升高。

碱性磷酸酶经胆汁排入小肠，当胆汁排泄不畅，毛细胆管内压升高时，可诱发碱性磷酸酶产生增多，因而碱性磷酸酶也是胆汁淤滞的酶学指标。

谷氨酰转肽酶主要来源于肝胆系统，因此肝内谷氨酰转肽酶合成增多或胆管系统病变致胆汁排泄受阻时，均可引起血清谷氨酰转肽酶升高。

另外，肝内外胆汁淤滞时，谷丙转氨酶轻度升高，黄疸非常明显而谷丙转氨酶<400U/L，即胆（黄疸升高）酶（转氨酶升高不明显）分离时，应高度怀疑阻塞性黄疸。

（2）淀粉酶（AMY）和胰腺淀粉酶（P-AMY）：胰腺炎、胰腺癌、胰腺囊肿等疾病导致胰腺导管阻塞时，淀粉酶和胰腺淀粉酶可能升高。血、尿淀粉酶总活性测定用于急性胰腺炎等疾病的诊断已有很长的历史，但由于淀粉酶组织来源较广，故该指标特异性较差。目前认为测定胰腺淀粉酶的活性及其占淀粉酶总活性的比例是诊断急性胰腺炎等疾病的可靠指标。

（3）血清总胆红素（TBIL）和直接胆红素（DBIL）：胰腺癌患者的体征之一是黄疸，尤其是胰头癌患者早期就会出现黄疸。胰头癌伴黄疸时总胆红素（包括直接胆红素和间接胆红素）升高，而且以直接胆红素升高为主，这是梗阻性黄疸的特征之一。

（4）脂肪酶（LPS）：人体脂肪酶主要来源于胰腺，胰腺疾病时脂肪酶被大量释放入血液，可导致血清脂肪酶水平升高。

33. 胰腺癌常用的肿瘤标志物有哪些？有何临床意义？

胰腺癌常用的肿瘤标志物有 CA19-9、CA242 和 CEA 等。

糖链抗原 19-9（CA19-9）是一种与胰腺、胆囊、结直肠、胃等消化系统癌症相关的抗原。正常人体组织中含量很少。消化系统恶性肿瘤，特别是胰腺癌、胆囊癌患者血清中 CA19-9 水平明显升高。检测血清 CA19-9 可作为胰腺癌、胆囊癌等恶性肿瘤的辅助诊断指标，对监测病情变化、观察疗效和复发均有很大的临床价值。CA19-9 对胰腺癌诊断的敏感性和特异性分别为77.8% 和 75.0%。

糖链抗原 242（CA242）是一种唾液酸化的鞘糖脂抗原。在健康人和良性疾病患者血清中含量很低，消化道发生恶性肿瘤时，通常血清 CA242 含量升高。CA242 对胰腺癌辅助诊断的敏感性和特异性分别为 71.0% 和 77.1%。与 CA19-9 相比敏感性略低，但特异性略优于 CA19-9。CA242 在胰腺炎、慢性肝炎和肝硬化等良性疾病中很少升高，并且不受胆汁淤积的影响，**假阳性**少，因此 CA242 被认为是第三代胰腺癌标志物，是 CA19-9 的重要补充。

癌胚抗原（CEA）是一种结构复杂的可溶性糖蛋白，胚胎期主要存在于胎儿的胃肠、胰腺和肝脏，出生后组织含量很低。消化系统恶性肿瘤时可见血清 CEA 含量升高，在乳腺癌、肺癌及其他恶性肿瘤患者的血清中也可以升高，因此，CEA 是一种广谱肿瘤标志物。虽然不能作为诊断胰腺肿瘤的特异指标，但联合 CA19-9、CA242 等，可提高胰腺癌诊断的敏感性。

34. 为什么有些胰腺癌患者 CA19-9 并不升高？

部分胰腺癌患者 CA19-9 不升高，原因有：① CA19-9 是 Lewis A 血型抗原的一部分，某些人群由于缺少这种基因，不表达 CA19-9，即使发生胰腺癌也不能合成 CA19-9 而产生**假阴性**。白种人群占 5%~10%，中国人群的比例报道较少。②细胞表面被封闭：负责细胞内外的物质和能量交换是细胞膜的主要功能之一。当细胞表面被封闭时，CA19-9 抗原就不能分泌到血液中去，从而检测不到血清中的 CA19-9 抗原。③机体体液中一些抗体与 CA19-9 抗原形成免疫复合物，从而降低了 CA19-9 抗原的活性，故在血清中检测不到 CA19-9。④肿瘤组织本身血液循环差，其所产生的 CA19-9 抗原不能分泌到外周血中去。此外，血液标本的采集、储存不当也会影响 CA19-9 的测定结果。因此目前多采用联合其他肿瘤标志物检测有助于提高诊断敏感性。

35. 单纯 CA19-9 升高的临床意义是什么？

单纯 CA19-9 升高可以出现在：①胰腺癌、胆囊癌、胆管癌、壶腹癌时，血清 CA19-9 水平明显升高，尤其是胰腺癌晚期患者，血清 CA19-9 浓度可达 40 万 U/ml，阳性率为 74.9%。②胃癌、肝癌、结直肠癌患者血清 CA19-9 含量也可以升高。③急性胰腺炎、胆囊炎、胆汁淤积性胆管炎、肝硬化、肝炎等疾病也有不同程度升高。

CA19-9 检测对胆囊胆管癌和胰腺癌的诊断敏感性分别为 83.3% 和 77.8%。

36. 梗阻性黄疸对 CA19-9 的水平有影响吗？

答案是有。CA19-9 经肝脏代谢和胆汁排泄，在肝功能不全和肝外胆管阻塞时 CA19-9 会不同程度的升高。胰腺癌尤其胰头癌较易发生阻塞性黄疸，可能影响 CA19-9 的检测结果，因此建议怀疑胰腺癌时应以解除梗阻性黄疸后的检测结果为准。CA19-9 在良性梗阻性黄疸与肿瘤性梗阻性黄疸患者的敏感性分别为 45.45% 和 59.46%，二者之间没有显著性差异。因此，不能简单地根据 CA19-9 是否升高而判断梗阻性黄疸是肿瘤性疾病还是良性疾病。良性梗阻性黄疸患者治疗后血清 CA19-9 水平较治疗前显著降低；恶性梗阻性黄疸患者治疗前后血清 CA19-9 水平变化不大。治疗前及治疗后良性梗阻性黄疸患者血清 CA19-9 水平与血清总胆红素水平均呈正相关，而恶性梗阻性黄疸患者治疗前及治疗后二者均无相关性。利用良性梗阻性黄疸患者治疗前后 CA19-9 水平变化的显著差异，同时结合 CA19-9 与血清总胆红素呈正相关这一特征，临床上可用 CA19-9 结合总胆红素检测来鉴别高表达 CA19-9 梗阻性黄疸的良恶性。

37. 什么是 PanIN 1、PanIN 2、PanIN 3?

2000 年 Hruban 提出了胰腺导管上皮内瘤变（PanIN）的概念，反映从胰腺正常细胞到癌变细胞的逐步演变的病理过程。

胰腺导管腺癌（PDAC）的癌前病变主要包括胰腺上皮内瘤变（PanIN）、导管内乳头状黏液瘤（IPMN）和黏液囊性瘤（MCN），其中以 PanIN 最为常见。

PanIN 分级系统根据结构和细胞核异型程度分为 PanIN-1（低度异型）、PanIN-2（中度异型）和 PanIN-3（原位癌）三个等级。其中 PanIN-1 可进一步分为 PanIN-1A 和 PanIN-1B。

PanIN 的患病率随年龄增长而增加。随着组织学上 PanIN-1 至 PanIN-3 的进展，一系列基因表达和功能发生相应改变，可经多个阶段的组织学和遗传学改变进展至胰腺导管腺癌。

38. 什么叫癌症的临床分期?

临床分期是指通过各种临床检查、影像学检查，评估原发肿瘤的范围以及是否有局部和远处转移，从而对患者的肿瘤作出的分期。临床分期是制订治疗方案的基础，只有准确进行临床分期，才能制订出适当的治疗方案。决定治疗方案时医生们会根据患者的具体病情考虑是先手术还是先选择其他治疗。如果首选手术治疗方案，还需考虑选择什么样的手术更适合于患者。医生们也可以根据临床分期，大致判定患者的治疗效果。

39. 胰腺癌是怎么进行临床分期的？

Ⅰ期：肿瘤局限在胰腺内，没有淋巴结转移和远处转移；Ⅱ期：肿瘤直接蔓延到十二指肠、胆管或胰周组织，没有淋巴结转移和远处转移；Ⅲ期：肿瘤局限在胰腺内或直接蔓延到十二指肠、胆管或胰周组织，有淋巴结转移，但无远处转移；ⅣA期：肿瘤直接蔓延到胃、脾、结肠或邻近的大血管，有或无淋巴结转移，无远处转移；ⅣB期：任何原发肿瘤，有或无淋巴结转移，已有远处转移。

40. 什么叫 TNM 分期？

T 是指原发肿瘤（tumor），N 是指是否伴有区域淋巴结（lymph nodes）转移，M 是指是否有远处转移（metastasis）。国际抗癌联盟和美国癌症联合委员会都建议根据肿瘤在三个方面的评价结果对恶性肿瘤进行分期。该分期包括影像学检查评价结果判定的临床分期（cTNM 分期）和依据手术后病理检查结果评定的病理分期（pTNM 分期）。每隔 6~8 年对其分期标准进行一次修订，现在应用的是 2009 年第七版。胰腺癌的临床分期多采用美国癌症联合委员会（AJCC）推荐的 TNM 分期。

41. 美国癌症联合委员会如何进行胰腺癌的 TNM 临床分期？

T：代表原发肿瘤的情况，依据原发肿瘤的情况分为：

Tx：原发肿瘤无法评估

T_0：没有原发肿瘤证据

Tis：原位癌

T_1：肿瘤局限于胰腺内，肿瘤最大直径≤2cm

T_2：肿瘤局限于胰腺内，肿瘤最大直径>2cm

T_3：肿瘤向胰腺外扩展，但尚未累及腹腔干或肠系膜上动脉

T_4：肿瘤累及腹腔干或肠系膜上动脉（原发肿瘤无法切除）

N：代表区域淋巴结的情况

Nx：区域淋巴结无法评估

N_0：无区域淋巴结转移

N_1：有区域淋巴结转移

M：代表远处转移情况

Mx：远处转移无法评估

M_0：无远处转移

M_1：有远处转移

TNM 分期：

分期	T	N	M
0 期：	Tis	N_0	M_0
I_a期：	T_1	N_0	M_0
I_b期：	T_2	N_0	M_0
II_a期：	T_3	N_0	M_0
II_b期：	T_1、T_2、T_3	N_1	M_0
III 期：	T_4	任何 N	M_0
IV 期：	任何 T	任何 N	M_1

42. 国际抗癌联盟如何进行胰腺癌的病理学分级？

国际抗癌联盟（UICC）的胰腺癌组织病理学分级方法如下：

G_x：分化程度无法评估

G_1：高分化

G_2：中分化

G_3：低分化

G_4：未分化

43. 什么叫病理分期?

病理分期是通过手术切下来的肿瘤标本进行病理组织学检查，证实肿瘤的侵袭范围，并结合术前影像学检查作出的分期。病理分期是对临床分期的进一步确认，如果临床分期与病理分期有差异，则以病理分期为准。病理分期确定了肿瘤的侵袭范围，是制订术后治疗方案的基础。如果病理检查发现肿瘤侵及淋巴结、邻近器官等，提示手术后容易出现局部复发或远处转移，因此，医生们一般会考虑手术后加用化疗、放疗等。当然，也可以根据病理分期的结果，大致推断治愈率的高低，医生同时根据病理分期建议患者治疗后需要采取的**随访**方案等，病理分期的标准与临床分期标准是一样的。

44. 什么是病理分级? 有什么临床意义?

病理学应用肿瘤的分级表述肿瘤的分化程度，采用三级表述方式：目前多数应用高分化、中分化、低分化表述，也有些肿瘤应用1级、2级、3级表述。

高分级是低分化的同义词，低分级是高分化的同义词。临床上多数肿瘤符合如下的规律：分级越高，分化越差，恶性度越高，**预后**越差。

45. 获取胰腺癌的组织或细胞的方法有哪些？

在影像学发现胰腺占位性病变无法判断良恶性时，往往需要病理或细胞学诊断，即进行胰腺穿刺活检检查。但是胰腺深藏在腹腔中，我们如何取得胰腺癌的组织或细胞呢？按穿刺针的入路有以下几种：

超声或 CT 引导下穿刺活检；内镜逆行性胰胆管造影（ER-CP）；内镜超声引导下穿刺活检和术中穿刺获取胰腺癌的组织或细胞进行病理或细胞学检查。

46. 什么样的胰腺癌患者需要组织细胞学诊断？

病理学或细胞学诊断对胰腺癌的诊断非常重要，它们适用于什么样的患者呢？根据临床表现、影像学检查等难以鉴别良恶性时，可做胰腺癌组织病理或细胞学检查来做诊断或鉴别诊断，以指导治疗。但对高度怀疑胰腺癌、已准备手术治疗的患者，手术前可以不做胰腺穿刺活检，如有必要可术中取胰腺肿瘤组织做冰冻快速病理检查明确诊断。而对胰腺肿物性质不明，难以鉴别良恶性，如慢性胰腺炎、自身免疫性胰腺炎等，难以和胰腺癌鉴别，因其治疗方法不同，慢性胰腺炎和免疫性胰腺炎需内科治疗，而胰腺癌无法手术切除需放化疗等保守治疗的患者，需要在治疗前取得病理组织学诊断。

获取胰腺组织做病理学或细胞学诊断的方法主要包括细针穿刺细胞学诊断、粗针穿刺病理学诊断、术中冰冻快速病理诊断和切取或切除病变病理诊断。细针穿刺细胞学诊断是失去手术机会患者常用的病理学诊断方法之一，诊断的敏感性和特异性高，损害性小。粗针穿刺病理学诊断也是一种常见的病理学诊断方法，能够明确病变性质和分化。术中冰冻快速病理诊断是手术医生为了在术中判断病变的良恶性、切缘是否干净及淋巴结是否转移来决定手术方式所采取的一种快速诊断方法。切取或切除病变病理诊断能诊断大部分的胰腺癌类型、浸润范围、切缘情况及淋巴结转移。少部分病例需要选择进行免疫组织化学染色协助诊断；随着科学的发展，分子病理也将提供新的帮助。

47. 什么是免疫组化染色？

大部分病例苏木素-伊红染色（HE染色）切片可以做出病理诊断，对少数疑难病例则需要通过免疫组织化学染色做出诊断。免疫组织化学染色是利用免疫学的抗原与抗体特异性结合的原理，通过化学反应，使标记抗体的显示剂显色来确定组织细胞内抗原，来对其进行定位、定性及定量的研究。免疫组织化学染色是一项技术流程繁复、影响技术质量因素众多的诊断技术，不同实验室结果可能存在误差。另外骨、皮肤等组织免疫组织化学切片易于脱片，也是一种常见现象，不可避免。

48. 如何解读免疫组化染色的检查结果？

"+"代表为阳性，提示为相应检测分子的表达，依据阳性的强度不同，分成弱阳（+）、中阳（++）和强阳（+++）。"-"代表为阴性，提示没有相应检测分子的表达。通常情况阳性的染色结果对诊断有支持意义，但阴性的染色结果不能除外某类肿瘤的诊断。因为在肿瘤分化差的情况下，可以缺乏相关标志物的表达，此时应结合肿瘤形态进行诊断。

49. 胰腺癌的病理报告中都有哪些内容？

病理报告包括患者信息、大体描写、图文、病理诊断。

病理诊断包括：肿瘤部位、分化、组织学类型、肿瘤浸润范围、脉管瘤栓、神经侵犯、切缘情况及淋巴结转移情况。有的病理报告还包括组织化学、免疫组织化学及分子病理报告等内容。

病理报告分为四类：

Ⅰ类：送检部位、病变性质、疾病名称明确的诊断。如胰腺导管中分化腺癌。

Ⅱ类：病变性质及疾病名称不能完全肯定，前面冠有"符合""考虑""可能""疑为""不除外"等。如形态符合腺癌。在这种情况下，病理诊断不是百分百肯定。要根据临床密切观察治疗。

Ⅲ类：不足以诊断为某种疾病，只能进行病变形态描述。如见少许核大深染细胞等。在这种情况下，只能再取**活检**明确诊断。

Ⅳ类：无法病理诊断。在这种情况下，只能再取**活检**明确诊断。

50. 患者或家属应该怎么看胰腺癌的病理报告单？

作为患者或家属在拿到胰腺肿瘤的病理报告时应主要关注：

肿瘤的性质：是良性还是恶性。癌和肉瘤都是恶性的。部分看似良性的肿瘤也可以复发转移，如部分胰腺神经内分泌肿瘤。

肿瘤的类型：胰腺癌中胰腺导管细胞腺癌恶性度高，而胰腺实性假乳头状癌、胰腺囊腺癌等恶性度偏低。

恶性程度：即细胞的分化，分化越低恶性度越高；有脉管瘤栓、神经浸润等也是恶性度高的指标。

淋巴结转移：要关注淋巴结转移的数目，更要注意淋巴结转移的比率，即淋巴结转移数/淋巴结清扫的总数。

疾病的程度：即临床分期的早晚，包括肿瘤大小、是否有周围脏器浸润、淋巴结转移的数目和淋巴结转移的比率（转移淋巴结的数目/清扫淋巴结的总数）、切缘是否有肿瘤残留、是否有脉管瘤栓、是否有神经浸润、是否有远处脏器的转移等。

总之，胰腺癌的病理结果要综合考虑和判断，最终还是应该由专业的医生给出合理的解答和治疗建议。

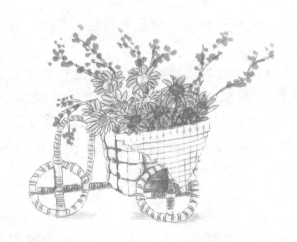

三、治疗方法篇

51. 目前胰腺癌治疗方法有哪些?

胰腺癌有三大传统的治疗手段,即外科治疗(手术治疗)、化疗和放疗(民间俗语所说的"烤电")。其他的方法还有靶向治疗、生物(免疫、基因)治疗、中医中药治疗等。

手术切除被认为是胰腺癌目前唯一"有效和可治愈"的手段,但胰腺癌手术切除率低,仅为10%~30%;术后1~2年内复发和转移率高,可以达到80%;胰腺癌手术切除后5年生存率不理想,仅为10%~30%。

胰腺癌的化疗包括全身化疗、介入化疗、间质化疗、腹腔内化疗等,常用药物有吉西他滨、5-氟尿嘧啶、铂类等。但按严格的标准衡量,胰腺癌化疗最高反应率仅20%,化疗可改善生活质量,有姑息性治疗作用,但难以提高长期存活率。

胰腺癌的放疗方法有体外放疗(EBRT)、术中放疗(IORT)、^{125}I粒子植入等。胰腺癌癌组织对放疗不敏感,但胰腺周围脏器对放疗敏感性高。放疗可改善胰腺癌的症状,尤其是缓解疼痛,但总体疗效不理想。

因此,对胰腺癌患者应该强调规范化的多学科综合治疗以及在综合治疗原则下根据患者不同情况的个体化治疗。

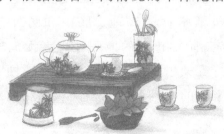

52. 胰腺癌的治疗原则是什么？

胰腺癌的治疗原则包括：规范化的多学科参与的综合治疗是不同期别胰腺癌治疗的基础；对胰腺癌的治疗方案的制订，应该由影像诊断科、肿瘤外科、肿瘤内科、放疗科、消化内科、病理科、营养科等多科室医生联合会诊作出。可切除的胰腺癌应力争手术切除，依据术后病理酌情辅助治疗；不可切除的胰腺癌辅助治疗（放疗和化疗等）前应有组织细胞学证据；任何期别的胰腺癌均需给予最佳的支持治疗，包括营养支持、解除梗阻性黄疸等。姑息性治疗是中晚期胰腺癌治疗的主要手段之一，姑息性治疗应贯穿胰腺癌治疗的全过程。

53. 中晚期胰腺癌患者该怎样对待治疗？

胰腺癌患者就诊时 80% 左右已属中晚期，错过了最佳的治疗时机，一般生存期 3~6 个月。中晚期胰腺癌患者具有难以忍受的疼痛，尤其是夜间加重；重度消瘦，严重的患者 1 个月体重下降 30 公斤；胆管梗阻引起的黄疸，可以导致患者皮肤巩膜黄染、皮肤瘙痒、无法入眠；胃肠道梗阻、无法进食、腹胀腹痛等。这些都严重影响患者的生活质量，因此对中晚期胰腺癌不应放弃治疗，应该把提高患者的生活质量放在第一位、延长生存期放在第二位。对于中晚期胰腺癌，应积极给予：①最佳的支持治疗：主要是营养支持，包括膳食的调理、肠内和肠外营养等。②对症（减症）治疗：按三阶梯止痛的原则让患者无痛；有肠道和胆管梗阻的患者酌情行支架植入或者外科手术疏通梗阻等。③心理调试：包括患者和家属的心理调节、正确认识和面对肿瘤等。

（一）外科治疗

54. 术前需要履行哪些知情同意手续？

在患者接受手术前，需要患者履行的知情同意手续包括以下几个方面：

（1）手术知情同意书：所有手术前必须进行术前谈话，并签署手术知情同意书，其内容包括术前诊断、手术指征、手术方式、可选择的诊疗方法及优缺点、术中和术后的危险性、可能的并发症及防范措施。术中置入身体的内置物（如吻合器、固定器等），术前谈话中应记明选择的类型。术中病情变化或手术方式改变需及时告知患者家属并由被委托人书面在告知单上签名。手术的不确定因素较多，手术引起患者新的疾病甚至死亡的风险与疾病的治疗效果相伴相随。有时候手术可能达不到根治疾病的目的，达不到患者希望的理想状态，甚至使患者失去生命。手术风险具有不确定性、不可预测性或者不可避免的特征。

（2）输血知情同意书：输血前经管医生必须告知相关情况并由患者或被委托人签写同意书；告知内容包括输血的目的、必要性、种类、数量、可能发生的风险、并发症及防范措施。

（3）麻醉知情同意书等。

55. 为什么要签署手术知情同意书？

签署知情同意书是国家法律法规的要求。国务院颁布实施的《医疗机构管理条例》第33条规定："医疗机构施行手术、特殊检查或者特殊治疗时，必须征得患者同意，并应当取得其家属或者本人同意并签字；无法取得患者意见时，应当取得家属或者关系人同意并签字"。《执业医师法》第26条规定：医生进行实验性临床医疗，应当经医院批准并征得患者本人或者其家属同意。

人的生命健康权是受法律严格保护的，个人身体所蕴含的生命和健康，只有自己有处置权，其他任何人无权处置。手术这种有风险性的医疗行为包含着对患者身体即健康权、生命权的处置。医生有手术技能，但又无权擅自处置患者身体，患者出于治疗疾病的目的，须授权医生为自己实施手术。在手术知情同意书的签名正是患者对其身体支配权的外部表现形式。

56. 为什么要签署麻醉知情同意书？

由于个体差异及合并疾病的不同，每个人对麻醉的耐受和反应都不一样，麻醉过程中可能会出现意外和并发症。任何麻醉都伴随着一定的风险，作为患者及家属，有必要也有权利充分了解麻醉存在的风险，这就是手术患者都要进行麻醉前谈话并签字的原因。

57. 家属可以代签麻醉知情同意书吗？

原则上只要患者有一定的认知能力，那么患者的意愿永远是第一位的，应该由患者本人签署术前麻醉知情同意书，这是患者的权利。但如果家属和患者本人有良好的沟通，家属能够代表患者的意愿，患者本人又签署了委托协议，委托给某位家属替患者做主，那么这位家属可以代签麻醉知情同意书。

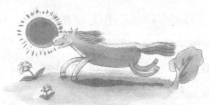

58. 胰腺癌手术前家属应做哪些准备？

胰腺癌手术是较为复杂的手术，手术难度和风险均很高。家属在和医生初步沟通后，也应通过其他渠道了解胰腺癌的诊治知识。之后家庭成员间要充分交流，对是否接受手术做出初步的意见。手术前，主管医生会就手术风险和手术并发症跟家属谈话签字。其后，对医生讲述的情况应再次在家庭成员间讨论，对手术风险和术后主要并发症有充分认知。大部分患者在接受手术前都存在不同程度的焦虑，严重时会出现失眠、烦躁、情绪失控等症状。在手术前家属还有一重要准备就是陪伴患者，减少患者的精神压力。对病情、手术情况和术后危险就患者的接受能力，逐步适量的向患者讲述，鼓励患者勇敢面对手术。

59. 胰腺癌手术前患者和家属应该如何与医生沟通？

患者在入院后应就自己的病情和既往健康情况详细、无隐瞒地向主管医生讲述，为医生制订治疗方案提供详实的病史资料。在手术准备的期间，有吸烟和肺功能不佳的患者要就戒烟、肺功能锻炼和医生沟通。术前应就手术时间、术前一日的准备和手术后需注意事项同医生交流。对于肿瘤患者，因为病情特殊，医生大部分情况下是和家属交代病情和手术风险。在手术前，主管医生会和家属就手术方案、手术风险和术后可能出现的并发症进行术前谈话。在这个谈话中，医生会将手术相关的风险和并发症情况一并讲述。但是对于没有医学知识的人来讲，医生讲述的内容可能难以全部理解。此时，家属需要向医生了解手术最为主要的风险和并发症，以及出现后的治疗措施。家属和医生的沟通是非常重要的，在手术前的充分沟通可以建立和医生之间的信任，更好地配合治疗。

60. 应该如何理解手术是否成功？

对于手术是否成功的理解，医生和患者有时可能存在分歧。患者及家属往往将手术后是否恢复顺利和住院治疗费用的高低作为成功与否的标志，但这样理解并不全面。术后恢复是手术的重要部分，但对于肿瘤科手术，肿瘤的治疗效果才是衡量手术是否成功的重要标准。胰腺癌的手术分为根治性手术和姑息性手术。根治性手术是指完全切除肿瘤的手术，主要手术目的是延长生存期。因此，对于根治性手术，术后生存时间是对于手术成功与否的重要衡量指标。姑息性手术是指肿瘤未能切除或者仅部分切除，这类手术是否能延长生存期尚存在争议，而且治疗效果还取决于后续放化疗是否有效。主要目的是减轻肿瘤的负荷，治疗由肿瘤引起的症状，为进一步治疗做准备。因此，对姑息性手术的

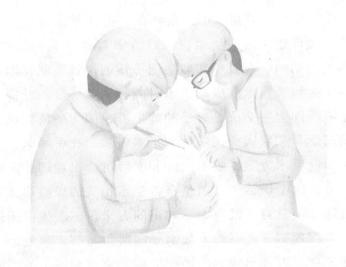

评价应以手术是否解决术前的症状并为后续治疗奠定基础为重要评价标准。

61. 如何看待医生交待的手术中可能出现的意外情况和并发症？

手术是治疗疾病的重要方法，但手术本身对机体也是创伤。手术的恢复也受多种因素影响，由于现代医学发展程度的限制，手术尚不能做到完全没有风险。手术风险是客观存在的，与手术大小和复杂程度密切相关。医生交代的手术风险往往种类繁多，听后感觉手术简直就是九死一生。但需要明白的是，医生交代的手术风险其实是既往手术经验的总结，这些风险仅是可能出现而已。恰恰相反，目前能够在临床上使用的手术，它的安全性是经受过长时间的实践考验过的，涉及的意外和手术并发症实际中发生机率是相当低的。但是因为这些意外和并发症的确存在、有发生的可能，医生在手术前必须向患者进行告知。这些内容患者应当了解和做好应有的心理准备，但不能因风险而拒绝手术。

62. 手术前患者为什么需要禁食、禁水？

一般手术前都要求患者禁食禁水，目的是排空胃内容物，避免术中、术后发生呕吐造成**误吸**，呕吐物可**误吸**入呼吸道引起阻塞或吸入性肺炎。

正常人胃内物质排空需要 4～6 小时，当情绪激动、恐惧、焦虑或疼痛不适时，可导致排空速度减慢，因此成人一般在手术前 8～12 小时开始禁食，以保证胃的彻底排空。有些患者偷偷地瞒着医生和护士进食、水，这是非常危险的，极易造成手术中**误**

吸，甚至导致窒息死亡的严重后果。如果术前禁食、禁水时间不够或又吃了东西，则需推迟手术，甚至取消该手术。

63. 为什么手术前需要患者进行呼吸道准备？

手术后患者因为伤口疼痛而不敢深呼吸、咳嗽和排痰，导致呼吸道分泌物在气道内积聚，降低了肺的通气量，加重气道阻塞，造成肺不张，呼吸道易感染致肺炎，因此需在手术前进行呼吸道准备。

吸烟的患者应该在手术前1~2周停止吸烟，以减少上呼吸道的分泌物。

练习正确咳痰，方法是：腹式呼吸（用鼻深吸气，尽力鼓起腹部，屏气1~2秒后，嘴唇微缩成吹蜡烛状缓慢呼气，呼气时腹部自然回缩）数次→深吸气→憋住气→放开声门，收缩腹肌使气体快速冲出将痰咳出。

有呼吸道炎症者，术前应用抗生素、雾化吸入等治疗，待感染控制后才可以接受手术。

64. 月经期患者能接受手术吗？

除非是急诊手术，对月经期患者不宜实施择期或限期手术。因为月经期患者脱落的子宫内膜含有较多**纤溶酶原激活物**，导致血液中**纤维蛋白溶解系统**活动增强，容易导致出血量增多，增加手术的危险性。此外，月经期患者抵抗力减低，增加感染的风险；多数患者手术后需要卧床和留置导尿管，也增加了护理的难度。

65. 手术前一天为什么要为患者做手术区域皮肤准备？

皮肤是机体的天然防御线，手术会破坏此防御线而增加感染的机率。手术前进行皮肤准备的目的就是预防手术后切口感染。皮肤准备通常在手术前一天进行，皮肤准备的内容包括除去患者手术区域的污垢及微生物。手术区皮肤准备一般应包括以切口为中心，半径在 20cm（厘米）以上的范围。此外，手术前一天患者还应修剪指甲、剃须、洗头、洗澡。

66. 什么是全身麻醉？

全身麻醉通过呼吸面罩或气管导管吸入全身麻醉药，或通过静脉注射麻醉药。麻醉药物产生中枢神经系统抑制，大脑不能从神经系统那里接受任何的疼痛信号，患者表现为暂时神志消失、全身痛觉丧失、遗忘、反射抑制和骨骼肌松弛。

67. 全身麻醉对大脑会不会有损伤？

常有患者问麻醉医生"全身麻醉会不会损伤大脑、影响智力或记忆力？"答案是不会的。目前临床使用的全身麻醉药其作用都是短暂的、一过性的，即停用后经短时间的代谢分解，排出体外，其麻醉作用也会完全消失，更不会遗留中枢神经系统的任何伤害和不良反应。因此不必担心全身麻醉会损伤患者的大脑。

68. 麻醉会有什么风险吗？

麻醉的风险性不仅与外科手术大小、种类、麻醉方法有关，而且还与患者术前的身体状况和并存的内、外科疾病有关。实施麻醉后会影响患者生理状态的稳定性，手术创伤和失血可使患者生理功能处于**应激状态**，外科疾病以及并存的内科疾病会引起不同程度的病理生理改变，这些都能增加麻醉的风险。因此"只有小手术，没有小麻醉"。麻醉医生的工作就是使这些风险降到最低，手术前完善一些必要的检查和准备，把身体调整到最佳状态，手术过程中利用先进的仪器随时监测患者的**生命体征**，以保证麻醉安全。如发现由手术、麻醉或是患者的原有疾病产生威胁患者生命的问题时，会及时采取各种措施，维持患者生理功能的稳定。

69. 为什么麻醉医生术前要访视患者？

为减少手术后麻醉的并发症，增加手术安全性，麻醉医生需要在手术麻醉前对患者的全身情况和重要器官生理功能作出充分的评估，评定患者对麻醉和手术的耐受力，并采取相应的防治措施，选择适当的麻醉药物及方法，而以上这些都依赖于手术前访视。麻醉医生在手术前需要了解的情况包括：①病史：患者是否有心脏病、高血压、糖尿病、气管炎、哮喘、青光眼等疾病。②过敏史：患者是否对药物（尤其是麻醉药）和食物过敏，**过敏反应**是否很严重。③手术及麻醉史：患者是否接受过手术和麻醉，有无不良反应等。④生活习惯：患者是否吸烟，每天吸几支烟，患者是否经常喝酒。患者的睡眠好不好等等。麻醉医生根据患者的不同情况制订相应的麻醉方案，同时向患者及家属解释有关的麻醉注意事项，回答患者提出的问题。签署麻醉知情同意书和决定术后止痛方式也是在手术前访视时完成。总之，有效的手术前访视可以让麻醉医生对将要进行的麻醉做到心中有数，是患者麻醉安全的重要保证。

70. 麻醉医生为什么要了解患者的吸烟史和饮酒量?

卷烟和酒精对机体的影响很大，有时甚至超过药物的副作用。由于烟、酒对人体的心、肺、脑、肝等系统会产生不同的影响，所以吸烟、饮酒可改变术中药物的作用。酒精依赖症的患者中枢神经系统对吸入麻醉药和静脉诱导药有较高耐受性。由此可见，让麻醉医生了解患者吸烟、饮酒的情况是十分重要的。有些患者会有所保留地告诉医生自己吸烟及饮酒的数量，要知道麻醉医生只有充分了解患者的身体状况才能为患者提供安全的麻醉方法，所以要对医生讲实话。

71. 术前戒烟多长时间有效?

停止吸烟两天（至少12小时），吸烟产生的有害物质如尼古丁水平降至正常，机体由于吸烟导致的缺氧状态会有所改善。但研究表明，只有戒烟6~8周以上，手术后呼吸系统并发症才有显著降低。但癌症手术基本上都是择期手术或限期手术，不能等这么久才实施手术，至少在手术前戒烟两天还是能做到的，当然，彻底戒掉更好。

72. 手术前一直在服用的心血管药物（例如降压药、抗凝药、治疗心律失常的药）停不停用？

降压药及治疗心律失常的药物手术前不要停药，手术当天早晨也要继续服用，这样有利于维持手术中患者的循环稳定，降低手术风险。围术期抗凝药的应用有严格的要求，要咨询主管手术医生和麻醉医生。

73. 胰腺癌手术通常采用什么麻醉方式？

肿瘤手术因为手术需要切除的范围大，对麻醉的要求较高，所以通常采用全身麻醉。胰腺癌的手术是肿瘤中最大最复杂的手术之一，因此通常采用全身麻醉。

74. 手术前化疗对麻醉有影响吗？

化疗药会对身体各脏器产生毒性作用，主要表现为心脏毒性、**骨髓抑制**、重要脏器（肝、肾、肺等）功能损害、胃肠道毒性、**过敏反应**等。化疗药也会与麻醉药产生相互作用，增加麻醉和手术的风险。不过麻醉医生会根据患者的身体状态和所用的化疗药物制订相应的麻醉方案，力保术中安全平稳。

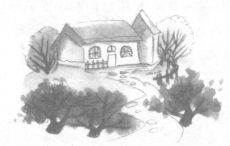

75. 松动的牙齿或假牙对麻醉有什么影响吗？

如果患者有松动的牙齿或者假牙的话，麻醉医生在气管插管时可能会损伤到牙齿，导致牙齿脱落、牙龈出血，牙齿还可能会掉入气管引起窒息。所以对于活动性的或能取下的假牙，术前要求全部取下，交家属保存。特别是前面的单颗假牙最好摘掉，后面的固定假牙没有关系，整口的假牙不用摘掉，戴着还可以保护牙龈，起支撑作用。明显活动的前门牙，在手术前应请口腔科医生处理。

76. 麻醉后恢复室是怎么回事？

麻醉后恢复室又称麻醉后监测治疗室，负责对麻醉后患者进行严密观察和监测，直至患者的**生命体征**恢复稳定。恢复室紧邻手术室，以便于麻醉医生或外科医生对患者的观察及处理，如发生紧急情况也便于送往手术室进一步治疗。

手术后患者如存在麻醉未醒、呼吸循环功能不稳定等需要持续监护的情况，将被送入麻醉恢复室。麻醉恢复室内配备有专门的麻醉医生、麻醉护士及齐全的设备，能实施及时有效的监测和抢救，使患者顺利度过手术后、麻醉后的不稳定时期，保障患者的安全。

77. 什么是择期手术、限期手术和急诊手术？

外科手术根据疾病的危急程度分为择期手术、限期手术和急诊手术。

急诊手术是指在最短的时间内必须进行的紧急手术，否则会危及患者的生命，如肝、脾破裂导致出血的手术。

限期手术是指需要在一定限期内实施的手术，即外科手术时间不宜过久延迟，手术前也有一定的准备时间，否则会影响其治疗效果或失去治疗的有利时机的一类手术。如各种恶性肿瘤的根治性手术。

择期手术是指可以选择适当的时机实施的手术，手术时机的把握不致影响治疗效果，容许术前充分准备或观察，再选择最有利的时机施行手术。如对良性病变进行的手术、整形类手术等。

78. 手术前患者为什么要做全面检查？

外科手术是一项有创伤性的诊疗手段，并伴有不同程度的风险。因此，在手术前进行全面的检查是了解患者身体状况、疾病情况、手术耐受能力和可能出现的风险的重要步骤。检查一般包括常规检查和专科检查两方面。手术前常规检查主要包括：血液常规及血型、尿常规、便常规、心电图、胸部正侧位 X 线片、超声检查、肝肾功能、血液电解质、**生化全套**、血糖、出**凝血功能**、**乙肝两对半**、丙肝、艾滋病、梅毒等相关病原学检查。专科检查则要根据病变的部位进一步行影像造影、CT、MRI 等大型仪器设备的检查，**腔镜检查**、相关肿瘤标志物检查、细胞学检查、肿瘤组织**活检**或穿刺**活检**病理学检查，所有这些都是为准确诊断，仔细制订手术计划，更好地完成手术。

79. 手术前医生找患者谈话，患者及家属需要了解哪些内容？

手术前患者和家属最重要的是要解除思想顾虑，做好心理和生理各个方面的准备。患者及家属可以向患者的主管医生或主刀医生咨询手术目的、麻醉方式、手术方式以及术中、术后可能出现的各种风险或不适等情况。同时配合医务人员的指导作好术前准备，术前因其他疾病服用药物的应向医生说明，以明确是否需要停药。

80. 胰腺癌的手术方法有哪几种？

胰腺癌的手术方法按切除的彻底程度分为：根治性切除、姑息性切除、减症术、探查活检术等。

胰腺癌的手术方法按肿瘤的部位分为：胰头癌的胰十二指肠切除术、保留幽门的胰十二指肠切除术等；胰体尾癌的胰体尾+脾脏切除术等。

胰腺癌的手术方法按切除范围分为：扩大的胰腺癌手术（包括血管切除重建、扩大淋巴结的清扫范围等）、标准的胰腺癌手术等。

胰腺癌的手术方法按手术入路分为：传统的开腹手术、腹腔镜手术等。

目前临床上胰腺癌最常用的手术有：胰头癌的胰十二指肠切除术、保留幽门的胰十二指肠切除术等；胰体尾癌的胰体尾+脾脏切除术、保留脾脏的胰体尾切除术、腹腔镜胰体尾切除术等。

81. 什么是胰腺癌的根治性切除、姑息性切除术和减症手术？

胰腺癌的根治性切除的标准包括：整块切除癌灶和附近的组织和部分或全部器官、各个切缘无肿瘤残留（包括显微镜检查切缘无肿瘤残留）、切除的标本术后病理检查淋巴结数目一般要超过 10～15 枚。

胰腺癌的姑息性切除的标准包括：整块切除癌灶和附近的组织和部分或全部器官、其中一个切缘有肿瘤残留（包括显微镜检查切缘有肿瘤残留或肉眼见肿瘤残留）。

胰腺癌的减症手术：手术切除肿瘤，只是为了解除由于肿瘤压迫或侵犯周围脏器、神经等而引起的症状，减轻患者的痛苦和为下一步的放化疗打基础。

82. 什么类型的胰腺癌属于"可切除"范围？

可切除胰腺癌：适用于胰头、体、尾部胰腺癌，指没有远处转移、腹腔干血管和肠系膜上动脉（SMA）周围脂肪间隙清晰、肠系膜上静脉（SMV）和门静脉未受侵。

83. 什么类型的胰腺癌属于"可能切除"或"交界性可切除"范围？

可能切除或交界性可切除或潜在可切除胰腺癌：适用于胰腺头、体部癌，是指严重的单侧肠系膜上静脉和门静脉受侵，肿瘤邻近肠系膜上动脉，胃十二指肠动脉于肝动脉起始处被肿瘤包绕，肿瘤局限性侵犯下腔静脉，肠系膜上静脉小的节段性受阻、但其远近侧均通畅（如果肠系膜上静脉受阻位置在结肠系膜属支或者汇入门静脉位置，属于不能切除），结肠和结肠系膜受侵。

适用于胰腺尾部癌：是指肾上腺、结肠和结肠系膜、肾脏受侵。

84. 什么类型的胰腺癌属于"不可切除"范围?

不可切除胰腺癌:适用于胰腺头部癌,是指肿瘤包绕腹腔干、肠系膜上动脉,肠系膜上静脉和门静脉受阻,腹主动脉、下腔静脉受侵或包绕,横结肠系膜下方侵犯肠系膜上静脉。

适用于胰腺体部癌:是指肿瘤包绕肠系膜上动脉、腹腔干、肝动脉,肠系膜上静脉和门静脉受阻,腹主动脉受侵。

适用于胰腺尾部癌:是指远处转移,包绕肠系膜上动脉、腹腔干,肋骨、脊椎骨受侵。淋巴结转移超过手术清扫范围。

85. 什么是胰十二指肠切除术?

胰十二指肠切除术是胰头癌(肿瘤)最常见的一种手术方式,主要适用于胰头癌、十二指肠癌、壶腹癌及胆总管下段癌,是这些肿瘤已知最有效的手术方式。这种手术方式的切除范围主要包括胰头及胰腺钩突部、十二指肠、空肠近端约15cm(厘

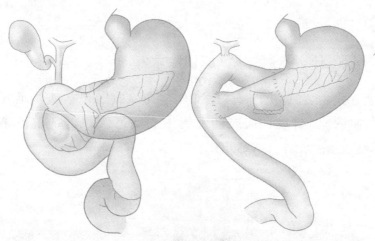

胰十二指肠切除术示意图

米）、胆囊、胆总管、胃远端及周围淋巴脂肪组织。

胰十二指肠切除术切除了胃肠、胆管和胰管通路的连续性，因此术后需要消化道重建。胰十二指肠切除术消化道重建和顺序包括胰腺小肠（胃）的吻合、胆管和小肠的吻合、胃和小肠的吻合，以恢复消化道的连续性。

86. 什么是保留幽门的胰十二指肠切除术？

从字面上我们能够看出这是胰十二指肠切除术的方式之一，即将幽门和胃保留。幽门是什么呢？幽门是胃和十二指肠的分界线，是控制胃内容物节律性排入小肠，防止小肠内容物反流入胃的"阀门"。传统的胰十二指肠切除术要求切除胃的远端部分，也就是和十二指肠相连的部分。因此这个术式可理解为不切除胃的胰十二指肠切除术。由于保留了胃，因此较经典的胰十二指肠切除术更符合人体自然的生理状态，尤其是对医学专业知识不了解的普通患者来说，从心理上更能够接受，对患者术后生活质量的影响也较低。

87. 什么是胰体尾+脾切除术？

该方式主要适用于胰体尾部癌。切除范围包括胰体尾（约占80％的胰腺）、脾脏、腹腔动脉周围和肠系膜根部的淋巴结及腹主动脉前的淋巴结、结缔组织。

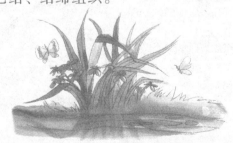

88. 什么是保留脾脏的胰体尾切除术？

胰体尾加脾切除术后并发症尤其是感染性并发症的发生，与脾脏的切除有一定的关系。保留脾脏的胰体尾切除可以有效地杜绝由于切脾带来的并发症。因此出现了保留脾脏的胰体尾切除术。

保留脾脏的胰体尾切除术是仅切除胰体尾、保留脾脏。由于脾脏血管深埋于胰腺实质内或和胰腺关系密切，术中需仔细解剖，否则极易损伤脾血管造成大出血、致使保脾失败。

该术式仅适用于未累及脾血管、脾门和脾脏的早期胰体尾癌和胰腺良性肿瘤。胰腺癌患者由于淋巴结清扫的限制，需慎重选择保留脾脏的胰体尾切除术。

89. 什么是胰腺癌扩大切除术？

胰腺癌侵犯门静脉或肠系膜上静脉等主要血管以后，采用单纯的胰十二指肠切除术难以达到根治性切除。随着现代外科血管技术的发展，在胰十二指肠切除术或胰体尾切除术基础上施行广泛的淋巴结清扫和受侵血管的联合切除和血管重建，达到肿瘤的 R_0 切除，视为胰腺癌的扩大切除术；但因其疗效一直未有明显的提高而备受争议。

90. 什么是胰腺癌的全胰切除术？

全胰切除术需切除全部胰腺，部分胃、十二指肠、空肠起始部、胆总管下端、脾和胰外周淋巴结。主要适用于全胰癌、常规手术切除胰腺断端无法达到 R_0 切除、常规手术后顽固性胰瘘等。全胰切除后丧失了胰腺的内外分泌功能，需要激素的终生替代治疗；血糖、营养等需要专业人员的调理，曾一度被临床放弃使用。近年由于医学技术提高，手术死亡率降低及胰腺内外分泌功能替代技术的发展，这一术式又回到临床。由于该手术开展的病例数量较少，术后对胰腺癌长期生存的改善还没有形成一致的意见。

91. 什么是胰腺癌的姑息性手术？

胰腺癌可导致胆道梗阻、消化道梗阻、腰背部剧烈疼痛等，极大的影响患者的生存质量及肿瘤的进一步治疗。为了缓解症状、为日后的放化疗提供条件，常常采取外科手段进行姑息处理，如胆肠吻合、解除梗阻性黄疸；胃肠吻合、解除消化道梗阻；以及腹腔神经丛的阻滞、减缓疼痛等，达到缓解症状、改善身体状况、提高患者的生活质量，为其他辅助治疗奠定基础的目的。姑息性外科治疗的同时，可以行组织细胞学明确诊断，达到诊断和治疗的目的。

92. 胰腺癌能采用腹腔镜手术吗？

腹腔镜手术是微创手术的一种，已广泛应用于外科诸多领域。但由于胰腺的解剖特殊、胰腺切除和切除后消化道重建的复杂性、胰腺癌灾难性的生物学行为等，在胰腺癌手术上的开展还有很长的路要走。

胰腺癌是可以经腹腔镜手术治疗的。目前胰体尾早期癌和胰腺良性肿瘤切除经验比较成熟；对于胰头癌的姑息性手术亦有较多应用。对于胰头癌施行胰十二指肠切除术，腹腔镜辅助亦可完成，但临床病例较少，还处于初级阶段。

93. 什么是胰腺癌的术中放疗？

术中放疗就是在手术过程中，在肿瘤处于直接观察的条件下，利用电子射线对肿瘤或瘤床进行一次性大剂量的照射，包括放射治疗机直接照射和放射性粒子的组织间植入。由于这是在直视条件下进行的放疗，将放疗对周围正常组织的影响降到了最低，放射剂量和位置的控制也更精确，从而提高了疗效，有效降低了放疗的副反应。

94. 超声内镜介入技术治疗胰腺癌有哪些作用？

对于一些无法进行外科手术切除、伴有剧烈疼痛的胰腺肿瘤患者，可采取超声内镜引导下的腹腔神经丛的药物封闭及阻滞，缓解患者疼痛，提高患者的生存质量。对于失去根治性手术机会的患者，内镜超声引导下的各种注射治疗及放射粒子植入，局部治疗胰腺癌，可延长生存期，是改善患者生活质量的重要手段。

95. 什么样的患者需要到重症监护病房监护？

重症监护病房又称为 ICU（Intensive Care Unit），原意为加强护理单位。重症监护病房是利用各种各样的现代化设备及先进的治疗手段，如呼吸机、监护仪、输液泵、起搏器、冰毯、胃肠道外营养等治疗手段，对各种各样的危重患者，进行非常密切的观察并用特殊的生命支持手段，以提高这些患者存活机会的一个特殊治疗护理病区。ICU 收治对象原则上为各种危重的急性或慢性的可逆性疾病患者。主要包括：①各种复杂大手术后患者，尤其术前有合并症（如合并心脏疾病、糖尿病、高血压等）或术中**生命体征**不稳定者（如循环呼吸不稳定、大出血以及手术创伤比较大可能出现并发症的患者）；②心、肺功能衰竭的患者；③各种类型的休克；④有严重心律失常的患者；⑤严重感染、败血症、感染性休克等**生命体征**不稳定的患者；⑥器官移植术后；⑦各类急性脑功能障碍危重期的患者；⑧严重营养及水、电解质及代谢严重失衡者；⑨各种原因心跳、呼吸骤停，心肺复苏后需进一步生命支持；⑩其他危重症需 ICU 监测和治疗的患者等。

96. 全身麻醉结束后患者会有什么感觉？

一般全麻恢复时，由于麻醉药物的作用还没有完全消失，患者可能会嗜睡，可能会有伤口疼痛或咽部不适，留置导尿管者可能因为尿道受到刺激有排尿的感觉等。通常麻醉医生在术前访视时会嘱咐患者，如果手术后麻醉恢复时出现这样的情况如何配合医生解决不适。比如有导尿管可以直接排尿，如果伤口疼痛医生可给予合适剂量的镇痛药。

97. 什么是脾切除术后的"脾热"？

脾切除术后患者自身的生理反应、非感染性发热现象，通常称之为脾热，是脾切除术后常见的并发症。与一般腹部手术后一周内应激性反应性发热不同，脾热持续时间长，一般为2~3周，长的可达数月之久，体温一般约在38℃，甚至可高达39℃；血中白细胞常常较高，并且呈波动性。由于脾脏是免疫器官，脾脏切除后，体内清除大分子抗原、致热源的能力减弱，常常引起发热。脾热一般是非感染性的，因此经抗生素治疗往往无效，经过对症处理可明显缓解。脾热是可以自愈的。

98. 脾切除术后为什么要监测白细胞和血小板？

脾脏是免疫器官，正常情况下可以将老化的白细胞、血小板清除掉，但切除脾脏以后，这一功能消失，因此大部分患者脾切除术后会出现白细胞、血小板的增高。因此适时的监测这两项指标，并进行对症处理，可降低血小板增高引起血栓形成的发生率。脾切除术后可发生感染甚至是凶险性感染。临床上需经常监测白细胞及血小板的水平，可以了解及鉴别是否存在感染。

99. 胰腺癌患者出现黄疸如何处理？

胰腺癌引起的黄疸主要是由于胰腺癌压迫或侵犯胆道造成梗阻，处理上就要解除梗阻。

解除梗阻最根本也是最主要的方式就是行胰腺癌的根治术，既可以解决肿瘤切除的问题，也可以解决黄疸的问题。对病晚期难以行肿瘤切除者，外科手术解除胆管梗阻主要采用姑息性的胆肠吻合术。逆行胰胆管造影（ERCP）作为一种不需要开腹手术的减黄方式临床常常采用，它是利用十二指肠镜经导丝向梗阻部位送入支架或套管使胆汁能够正常引流入十二指肠。经皮肝穿刺胆管引流（PTCD）是用穿刺针穿到肝脏到达扩张的胆管，在梗阻部位以上将胆汁引出体外，或在梗阻部位置入支架引流胆汁至十二指肠，这两种方式目前有着广泛的应用。对于可手术切除但由于梗阻性黄疸导致严重的肝肾功能损害者，亦需要采取以上方

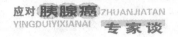

法缓解黄疸，待患者全身情况和肝肾功能好转后再行胰腺癌的切除手术。

100. 胰腺癌患者出现消化道梗阻如何处理?

胰腺癌（肿瘤）压迫或侵犯幽门、十二指肠、空肠近段等导致消化道梗阻，出现恶心、呕吐等消化道症状，可加速患者衰竭、死亡。胰腺癌患者出现消化道梗阻在临床上多发且常见，可根据患者的不同情况，选择个体化的治疗方案。对于手术可切除的患者，首选根治性手术减除患者梗阻症状；对于无法行根治手术的患者，胃肠吻合等不同的减压手术，可有效地解除梗阻。部分患者上消化道梗阻、身体状况虚弱等不能及时解除者，临床一般采用鼻肠营养管与静脉营养支持相结合，待患者一般症状改善后，再选择合理的治疗方案。

101. 胰腺癌患者出现疼痛外科如何处理?

胰腺癌引起的顽固性疼痛是临床上非常棘手的问题，30%～40%的胰腺癌患者以疼痛为首诊原因，几乎所有的胰腺癌患者在病程的进展过程中都可体会到不同程度的癌痛。解除胰腺癌的疼痛除基本的药物治疗外，外科手术在患者疼痛方面疗效确切，应根据患者的不同情况，选择不同的处理方案。

胰腺癌疼痛的外科治疗包括对于手术可切除的患者，根治性手术是首选；无法行根治手术的胆管、胰管、十二指肠梗阻者，可根据情况分别实施不同的减压手术，有效地解除梗阻、缓解疼痛；目前通过内镜治疗成为缓解胆管、胰管、十二指肠梗阻的重要治疗措施，包括内镜下十二指肠乳头括约肌切开术、鼻胆管引流术和胆管内支架引流术、胰管括约肌切开术及内引流术等。

腹腔神经丛阻滞术：胰腺癌性疼痛源自感觉神经纤维接受的伤害性刺激，形成神经冲动由交感神经传导。胰腺实质内神经离开胰腺后都与上腹部其他脏器的神经融和成腹腔神经丛，在腹腔神经节换元后向中枢投射，最终产生疼痛反应，任何具有破坏该神经节的技术在理论上都可缓解胰腺癌所致的疼痛。目前多采用在 B 超、X 线、CT、MRI 导向下的腹腔神经丛阻滞术治疗胰腺癌顽固性疼痛。

102. 胰腺癌患者手术后应该如何护理？

术后应去枕平卧 6 小时，6 小时后如生命体征平稳，给予半卧位，以利于引流和呼吸。第二天可协助患者在床上翻身活动，按摩腿部肌肉，防止压疮及下肢静脉血栓的发生。

术后常规给予心电监护及吸氧，应密切观察心电监护仪的各项指标，如有情况发生，及时告知医生给予处理。

严密观察病情变化，定时测量体温，观察有无腹痛腹胀，胸闷气促等，发现异常立即报告医生。

术后 24 小时内切口疼痛明显，有止痛泵者应保持止痛泵开放。家属可与患者适当聊天转移其注意力，如疼痛难忍可肌注吗啡类止痛药。麻醉充分苏醒后保持半卧位以减轻腹壁切口张力，咳嗽排痰时应双手按压切口两侧以减轻疼痛。

胰腺手术后引流管较多，一般有胃肠减压管、小肠营养管、腹腔引流管、T 形管、锁穿管、导尿管等。首先要明确各引流管的位置，将各引流管妥善固定、保护各种管道，防止扭曲、折叠、受压和脱落，并详细记录各种引流管的引流量，观察各种引流管中引流液的颜色、性质和量。

103. 手术后疼痛对患者有什么影响？

手术后疼痛可引起患者心率增快、血压升高等症状；患者还可因疼痛无法或不敢有力地咳嗽，可能会导致肺部并发症；疼痛导致的胃肠蠕动减少会使胃肠功能恢复延迟；疼痛造成的肌肉张力增加、肌肉痉挛、限制机体活动等会促使深静脉血栓的形成；疼痛还可导致失眠、焦虑、恐惧等情绪障碍。手术后疼痛控制不佳是发展为慢性疼痛的危险因素。

104. 常用的手术后止痛方法有哪些？

目前常用的手术后止痛方法是放置术后自控镇痛泵。手术后自控镇痛泵给药途径有三种：①经静脉途径；②经硬膜外途径；③经皮下或经神经根途径。一般无需借助手控开关，自动开关给药即可满足患者需求。个别疼痛阈较低的患者可加用手控开关，根据疼痛的程度患者可自行按压手控开关增加止疼药物的剂量。手术后自控镇痛泵更容易维持最低有效止疼药浓度，且给药及时、迅速，基本解决了患者对止疼药需求的个体差异，有利于患者在任何时刻、不同疼痛强度下获得最佳止疼效果。

105. 手术后患者躁动怎么办？

全麻手术后由于各种原因（药物的残余作用、疼痛刺激、导尿管刺激、术前过度紧张焦虑等）有些患者可能出现情感波动、躁动不安，这时家属应该配合医务人员做好患者的固定工作，以防跌落或碰伤，同时尽量安抚患者，注意观察异常情况，及时向医生护士汇报，要有专人陪伴在患者身边直到完全清醒。

106. 手术后恶心、呕吐与麻醉有关吗?

麻醉当中应用的一些药物会导致术后恶心、呕吐,女性患者发生机率要高于男性。同时部分肿瘤患者术中会在病变部位(盆腔或腹腔内)预防性应用一些化疗药物,这也会导致术后的恶心、呕吐。预防性的应用止吐药物会减少其发生机率,也会改善恶心、呕吐的症状。

107. 胰腺癌患者手术后返回病房为什么会感到浑身发冷?

在患者接受手术后,体温低于36℃被称为低体温症。多数患者都存在低体温状态。因为在手术中患者不能穿着衣物,且手术室是一个相对恒温的环境(23~26℃)。人体的体温一般为36~37℃,在手术过程中患者的热量会部分丢失。胰腺癌手术复杂,时间较长,手术中及手术后容易出现体温过低。而且胰腺癌手术一般会采用全身麻醉,麻醉过程中既影响中枢温度调节,又影响周围温度调节,尤其全身麻醉阻断了身体大部分的神经传导,因而机体较难随环境温度的变化来调节体温,易受环境温度影响而出现体温下降。术后返回病房后,家属要根据护士的指导立即给患者覆盖棉被复温。

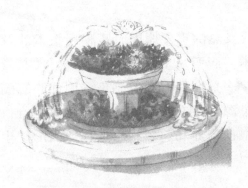

108. 胰腺癌患者手术后1~3天发热为什么不用药物处理?

胰腺癌手术后部分患者前三天会出现轻度发热（38℃左右），但无明显的感染迹象，临床上称为吸收热。一般在37.5~38.5℃之间波动。主要是无菌性抗原抗体复合物以及手术应激导致下丘脑体温调节中枢调定点上移而致发热。此类发热并非由细菌感染造成，是体内炎性物质吸收造成的，对术后恢复没有影响。短时间内会降至正常体温，不必使用药物处理。但如果术后体温升高持续不降或术后3~5天体温恢复正常后又升高，则有可能是发生了切口感染或其他并发症，医生们会查找原因，并进行相应的处理。

109. 手术后发热的退热措施有哪些?

发热（俗称发烧）是术后常见的症状，可以分为感染性发热和非感染性发热。

非感染性发热的原因是手术应激反应、输血反应、输液的药物不良反应和麻醉药物引起的肝中毒等。非感染性发热多数体温升高并不严重，只需要对症处理，祛除病因，不需要使用特殊药物。

感染是术后发热的重要原因。胰腺癌手术涉及胃肠道，属于可能污染的手术。腹腔是常见的感染部位，尤其是出现胰瘘、胆瘘等并发症时，多数会伴有腹腔感染。因此胰腺癌术后出现发热要注意寻找感染源。伴有寒战、高热时，要进行血液培养和引流液细菌培养，根据培养和药敏结果选择适当的抗生素治疗。对症处理方面，低于 38℃，可采用温水擦身、冰袋等物理降温措施。体温过高时，要给予降温药物，如赖氨比林、吲哚美辛等。另外高热后有大量体液丢失，对可进食的患者要注意多补充水分，不能进食者要注意增加补液量，维持水电解质平衡。

110. 什么是物理降温？

物理降温是通过物理吸热或散热的方法，使人体温度降低。

化学冰袋可以通过传导作用吸收机体热量，使体温下降。酒精擦浴可扩张皮肤血管，同时酒精具有挥发性，挥发时带走机体内大量热量，快速使人体降温。

111. 如何帮助患者术后尽快康复？

近年来，快速康复外科的理念已被人们接受，患者住院时间明显缩短，显著改善患者术后康复速度，使得许多疾病的临床治疗模式发生了很大的变化。

快速康复外科是指在术前、术中及术后应用各种已证实有效的方法以减少手术应激反应及并发症，加速患者术后的康复。许多措施已在临床应用，如围术期营养支持、重视供氧、不常规应用鼻胃管减压、早期进食、应用生长激素、微创手术等等。快速康复外科一般包括：①术前患者教育；②合理的给予麻醉、止痛及外科技术以减少手术应激反应、疼痛及不适反应；③强化术后康复治疗，包括早期下床活动及早期肠内营养。重点在于鼓励患者尽快地恢复正常饮食及早下床活动。不应该长期地卧床休息，因为这将增加肌肉丢失、降低肌肉强度、损害肺功能及组织氧化能力、加重静脉淤滞甚至导致血栓形成。

112. 患者术后需要家属做些什么？

为了减轻和消除手术给患者身心带来的创伤，使患者尽快恢复正常生活及工作，在护理过程中，往往需要患者家属、亲友的配合及参与才能获得更好的效果。在以下几个方面患者家属都能积极发挥作用：心理护理；手术切口和引流管的护理；饮食护理；早期活动；保持口腔清洁卫生等。

113. 手术后为什么要求患者穿弹力袜？有必要吗？

手术创伤是下肢深静脉血栓形成的主要因素之一，发病率可达10%～25%。下肢深静脉血栓可以引起患侧肢体的肿胀，更大的危害是引起肺动脉栓塞，当阻塞肺动脉主干或大的分支，可引起大面积肺梗死，患者常在数小时内死亡。因此，在西方发达国家，手术后预防下肢深静脉血栓形成已经成为常规内容。手术后穿弹力袜的患者的下肢深静脉血栓形成的发病率仅5.6%，可见穿弹力袜有明显的预防下肢深静脉血栓形成的作用。

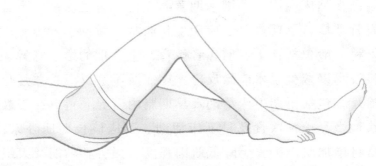

腿长型弹力袜

114. 术后伤口疼痛怎么办？

伤口疼痛是许多患者最担心的问题之一，是人体应激反应的重要表现，是一种正常的生理心理活动。疼痛最明显的是术后48小时内，以后渐渐缓解。解除或减轻患者术后疼痛的方法有两种：一是在静脉或硬膜外腔留置术后镇痛泵注药，该方法可以持续、平稳地减轻疼痛，但部分患者有较明显的头晕、恶心等不适；另一种是在疼痛剧烈时肌内注射止痛药，该方法止痛效果好，但持续时间短，可持续 2～4 小时。止痛药都有不同程度的抑制肠胃运动的副作用，会影响患者的肠道功能恢复。

115. 手术后用止痛药会成瘾吗？

手术后使用止痛药物不当会产生"药物依赖性"，也就是药物成瘾现象。

手术后出现的疼痛与晚期癌症、肿瘤所致的疼痛不同，其特点是疼痛剧烈，一般持续 24～48 小时，止痛药应用后缓解比较彻底。这就决定了使用止痛药必须快用快停。快用是让患者减少不必要的疼痛折磨；快停是最大限度的减少药物带来的毒副作用，包括成瘾性。因此术后的剧烈疼痛一般采用第三阶梯止痛药物，如吗啡和哌替啶（杜冷丁）。短期使用这些药物，不会有成瘾性产生，不会对患者产生太多的不良影响。

116. 手术后用止痛药对患者术后恢复有影响吗？

手术后患者会出现不同程度的疼痛，对康复有很大影响。例如，因严重疼痛和惧怕疼痛不能有效咳痰的患者容易出现肺部感染，这种情况在进行包括胰腺在内的上腹部手术中还是比较常见的，尤其是老年人需特别注意。术后疼痛、活动减少、生理和心理受压抑，这些都同时增加肠粘连的机率等。术后应用止痛药物能够控制疼痛，帮助患者无痛度过术后康复阶段。临床常用的止痛药物包括吗啡、布桂嗪（强痛定）、哌替啶等。这些止痛药物多数是作用于神经中枢部位，阻断外周神经向神经中枢传递疼痛信号。疼痛控制后身体的应激反应减轻，有利于术后恢复。

117. 手术后为什么要进行早期活动？

由于手术的打击、精神和体力的消耗，加之患者害怕起床活动会影响伤口愈合，患者术后都愿意静卧休息。其实，早期活动可使患者机体各系统功能保持良好的状态，预防并发症的发生，促进身体的康复。那么早期活动有什么好处呢？

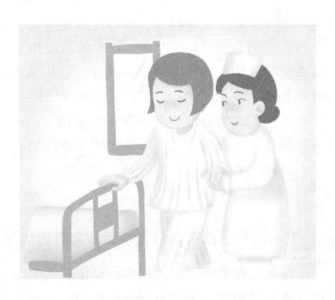

早期活动可以增加患者的肺活量，促进呼吸和肺扩张，可减少肺炎、肺不张的发生；促进血液循环，防止下肢静脉血栓形成；避免因肢体肌肉不活动而导致的肌肉萎缩；促进胃肠蠕动和排气，减轻腹胀和便秘；促进膀胱功能恢复，避免排尿困难；活动还可以增进患者食欲，利于身体康复。

手术后当天，患者即可在床上进行深呼吸，四肢屈伸活动及在他人协助下翻身，次日可在协助下床边扶坐，无不适可扶床站立，室内缓步行走。活动时要掌握循序渐进、劳逸结合的原则，逐渐增加活动范围和活动量。避免没有准备而突然站立。感觉头晕、心慌、出虚汗、极度倦怠时应及时休息，不可勉强活动。

118. 如何对胰腺癌患者进行最佳营养支持？

胰腺癌患者中85%伴有营养不良和体重下降。有效的营养支持，不仅可以提高患者对手术的耐受能力，还可以降低术后并发症的发病率及死亡率。临床上营养支持包括肠内和肠外营养支持，其中肠内营养是最佳的方式。具体选用原则应根据病情、营养支持的时间等多方面的因素来考虑，肠内、肠外两种营养途径不是对立的，而是互补的。

（1）手术前营养支持：首选肠内营养。肠内营养符合生理，同时具有费用低廉等优点，可以通过口服、鼻胃管、鼻空肠营养管的途径给予。无法肠内营养的患者应进行肠外营养。通常采用经外周中心静脉置管及中心静脉置管的方法进行肠外营养。通常两周充分有效的术前准备，对降低手术风险、改善**预后**有重要作用。应当注意的是对于胰腺癌患者的术前营养支持，肠内与肠外营养的协同应用是密不可分、相辅相成的。

（2）手术后营养支持：术后早期全肠外营养，应提倡术后早期肠内营养配合肠外营养的方案。根据患者情况于术后第二天即可开始肠内营养，采用输液泵以每小时 20ml 开始，匀速泵入，根据患者的耐受状况，每日逐渐提高泵入速度，于术后第五天或第六天即可达到全量肠内营养。肠内营养应遵守由少到多、由慢到快、由稀到浓的循序渐进原则。术后早期肠内营养配合肠外营养可以改善患者的营养状况；促进胃肠道功能恢复，保护肠道黏膜屏障，防止细菌移位；促进胃肠道激素分泌，避免肠外营养相关并发症；降低医疗费用。

119. 胰腺癌患者手术后的营养支持及进食原则有哪些？

胰腺癌术后常规禁食禁水，给予静脉营养。经口进食的时间一般如下：出现连续排便或排气（放屁）；胃肠减压管每天引流量小于 100ml（毫升）；经主管医生检查确认胃肠道功能已经恢复，并由主管医生拔除胃肠减压管。

拔除胃管后可开始饮水，饮水量每次控制在 50ml，每日饮用 5~10 次。进食原则：少量多餐，每日进食 6~10 次；每日进食总量不低于 1000ml；忌食粗粮、生冷硬辣、油腻食物；根据个人情况恢复正常饮食。

胰腺癌术后患者血糖往往受到影响，应定时检测血糖情况，随时调整饮食方案。

肠内营养：如放置了小肠营养管，可给予一定量的专用肠内营养剂。输入时应注意：根据医嘱加入适量的温开水稀释，加温后缓慢滴入，滴入速度控制在每小时 25~30ml，逐渐增加；滴入肠内营养时应保持坐位，以防反流后导致**误吸**。

120. 什么是清流食、流食、半流食和软食？

清流质饮食：是一种限制较严格的流质饮食，包括水、米汤、稀藕粉、果汁等。

流质饮食：是呈液体状态的食物，包括稠米汤、豆浆、牛奶、菜汁、清鸡汤、清肉汤等。

半流质饮食：是一种半流质状态，纤维素含量少，容易咀嚼和消化，营养丰富的食物。有粥、面条、蒸鸡蛋羹、豆腐脑等。

软质饮食：是指那类质软、粗硬纤维含量少、容易咀嚼和消化的食物，包括软米饭、馒头、包子、面条和各种粥类。肉类应剁碎，菜应切细。蛋类可用炒、煮和蒸等方法。水果应去皮，香蕉、橘子、猕猴桃等均可食用。

121. 手术后患者什么时候可以开始进食？

手术后饮食是否恰当关系到患者是否能够顺利恢复，手术后何时开始进食，采取何种饮食为宜，要根据患者具体情况而定。过早进食还有可能引起并发症，但进食过迟也是有害无益的。手术后进食时间是根据恢复情况而定的，可分为两种情况：如无胃肠切除、吻合或破裂修补，一般术后 24～48 小时禁食并保留胃管；第 3～4 天肠道功能恢复、肛门排气（即"放屁"）后，可按医嘱开始进少量流食，然后逐渐增加至全量流食；第 5～6 天开始进半流质饮食。对有胃肠吻合或有破裂口修补者，为慎重起见，应该把上述进食次序推迟 1～5 天进行。

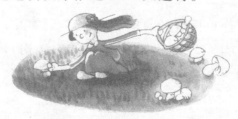

122. 手术后近期饮食有哪些注意事项？

术后饮食的选择上有三个注意事项：

（1）保证饮食的多样性。术后要多进食营养价值比较高、清淡而又容易消化吸收的食物，尤其是**优质动物蛋白质**。其次是补充微量元素，尤其是锌与钾。再次是各种维生素及纤维素的补充，以增加抗感染的能力，维生素 A、维生素 C、维生素 E 还可以促进伤口愈合。要避免食用猪油、动物内脏、鳗鱼，少吃肥肉及含胆固醇较高的海鱼等，还要避免烟、酒及浓茶等。

（2）根据手术类型与患者病情选择食物。不同的手术类型在选择食物时也有不同的侧重点。消化系统手术后饮食宜清淡和细腻，以利于胃肠道功能的恢复，一些蛋白粗纤维或植物粗纤维则应慎重摄入。术后一天内，不宜进食牛奶、豆浆等易胀气的食物。能正常进食时，应给予熟烂、嫩、软、少渣以及营养搭配合理的食物。切忌为让患者增进食欲而投其所好，进食辛辣、富含脂肪或煎炸的食物。

（3）根据术后时间选择食物。多数患者术后 2～3 天恢复肛门排气，表明肠道功能开始恢复。早期进食和活动可增进肠道蠕动。如无特殊情况，排气后进流质饮食，随病情稳定，逐步由流食、半流食、软食过渡到普通饮食。

123. 胰腺癌患者术后影响伤口愈合的因素有哪些？

手术后腹部伤口拆线的时间一般是 7～12 天。影响伤口愈合的因素包括：①年龄（老年人愈合慢）；②伤口存在感染或污染；③合并贫血；④营养状况（营养不良或肥胖，缺乏维生素 A

或维生素 C、微量元素锌、铁或铜）；⑤合并其他疾病（如肝硬化、血管性疾病、糖尿病、慢性肺病、尿毒症等）；⑥药物史（特别是类固醇类和激素类药物）；⑦放射及化疗；⑧缝合方法、引流、异物等；⑨饮食调养情况（烟、酒、辛辣饮食）。

124. 患者术后多长时间可以洗澡？

首先要看伤口的愈合情况，一般愈合良好，无红肿疼痛化脓等，拆线 3~7 天就可以洗澡，但是伤口局部不应该浸泡过长时间，毕竟局部刚愈合伤口皮肤较薄，长时间浸水容易引发感染。其次要看患者身体恢复情况，毕竟洗澡需要患者能基本自理，患者术后体质弱，长时间洗澡容易造成虚脱，一般主张采用淋浴的方式，避免盆洗或泡澡。

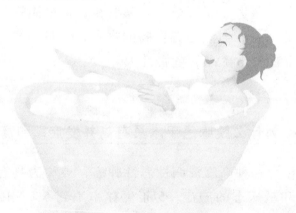

125. 为什么常说胰腺癌手术是普外科难度最大的手术？

胰腺癌手术之所以是普外科难度最大的手术，原因有：
胰腺的解剖特点：胰腺位于腹膜后，位置深；周围有众多、重要的血管、胆管、神经等。在术中需仔细操作，以免撕裂血管导致难以控制的大出血。

胰腺癌具有病态的生物学行为：胰腺癌淋巴转移时间早、范围广；胰腺癌浸润性生长，极易浸润周围脏器、血管和神经丛，造成淋巴结清扫和脏器切除困难。

胰腺癌手术切除范围广、涉及的脏器多：切除范围包括胆囊及胆总管下端、胰头部、远端胃及幽门区、十二指肠及空肠上段和脏器附近的神经和淋巴结。

切除后消化道重建复杂：胰十二指肠切除术破坏了胃肠道、胆系、胰管正常通路的连续性，术后需要恢复消化道通路的连续性。正常胰管很细，因肿瘤导致梗阻扩张后也仅仅几毫米，胰腺（胰管）小肠吻合非常困难，而且胰腺小肠是两种不同质的脏器，吻合后愈合也困难易造成胰瘘，而术后因各种原因造成的胰瘘对生命的危害很大。胆管虽然较胰管粗，但是胆管和小肠的吻合具有同样的问题。当然还有胃肠的吻合，也是不容忽视的。

术后并发症发生率高、危害性大。

126. 为什么胰腺癌手术具有高并发症率和高死亡率？

胰腺癌作为一种高度浸润性恶性肿瘤，被称为具有灾难性的生物学行为和最病态的癌症，5年生存率不到5%。目前手术仍是胰腺癌最有效的治疗方法。胰腺癌手术具有高并发症率和高死亡率，其原因有以下几方面：

患者的身体状态和重要脏器的功能耐受性差：胰腺癌患者常常伴有营养不良、糖尿病、低血糖、营养吸收障碍、酮症酸中毒、梗阻性黄疸等伴随症，长期的营养不良、体重下降，肠道内细菌异常繁殖并产生大量内毒素、肠道屏障功能破坏，大量内毒素进入体循环导致内毒素血症，肝功能、免疫功能下降进一步加重内毒素血症，致使凝血系统、肾脏等功能下降，患者对手术、麻醉、应激等方面的耐受能力下降。

手术复杂：切除范围包括胆囊及胆总管下端，胰头部，胃幽门区，十二指肠及空肠上段和脏器附近的淋巴结。然后重建和恢复消化管道的连续性。手术复杂、时间长，对患者的创伤及机体内环境干扰很大。

术后恢复困难：胰腺癌患者经受手术后，短期内处于高消耗、应激的状态，正常的解剖生理通道改变、免疫功能受到抑制、黄疸等导致凝血机制障碍等因素，这些问题处理不当，患者容易发生术中和术后出血、腹腔感染、吻合口瘘、胃肠功能障碍，形成恶性循环，进一步加重患者的病情。其中，胰瘘为术后最常见的致死性并发症，其危害性主要在于被胆肠液激活的胰酶漏入腹腔，腐蚀和消化周围组织，引起致命的大出血或不易控制的感染，甚至导致患者死亡。

127. 胰腺癌手术后有哪些并发症？

胰腺癌手术后容易发生多种并发症，临床较为常见的是出血、胰瘘、胆瘘、胃排空障碍（胃瘫）、应激性溃疡、感染等。

术后出血是胰腺癌最为严重的并发症，但发生率不高。术后出血多数是伴随其他并发症同时或延后出现，此种类型的术后出血治疗困难、死亡率高，是胰腺癌患者术后死亡的主要原因。

胰瘘是胰腺癌手术后常见并发症，发生率居首位。

胆瘘是发生率仅次于胰瘘的常见并发症。

胃瘫也称为胃排空障碍，是一个常见的功能性并发症。目前对胃瘫的治疗以中医药为主，效果较好。

128. 胰腺癌手术后胰瘘的发生率是多少？

由于诊断标准不统一，胰瘘的发生率差异巨大。胰腺癌术后胰瘘的发生率为 2%~29%，平均为 10.9%，其中大的医疗中心为 2%~5%，但胰瘘的致死率高达 20%~50%。

129. 胰腺癌手术后胰瘘的原因是什么？

胰腺癌术后胰瘘多发生在术后一周左右，与患者的身体状态、胰腺的性状（胰腺的质地、胰管的粗细等）、胰肠吻合技术和吻合方式、吻合口附近肠襻内的压力和张力、吻合端的血运供应等有关。

130. 胰腺癌手术后胰瘘有什么表现？

胰腺癌手术后胰瘘表现为胰腺癌术后一周左右，引流管流出的液体量增加，患者可伴有腹痛、腹胀、发热，腹腔引流液清亮或混浊。引流液淀粉酶含量>500U/L。

131. 胰腺癌手术后胰瘘的诊断标准是什么？

胰瘘是胰腺癌术后最危险和多发的并发症之一，是患者术后死亡的重要原因。因胰瘘的诊断标准不统一，所以胰瘘的发生率有很大的差异。

目前胰腺癌手术后胰瘘应用较多的诊断标准是：术后三天、术中放置引流（术后放置或经皮穿刺引流的）流出的任何可测量液体中淀粉酶超过血中的三倍以上。

132. 如何治疗胰瘘？

首先是抑制胰腺分泌，其他包括禁食和胃肠减压、抑制胰酶活性和使用生长抑素类似物；充分的引流，包括各种经皮置管引流、手术引流和经内镜引流；最佳的支持治疗；预防感染等。特殊的措施包括：①内镜治疗：对与主胰管相通的胰瘘，可经内镜行鼻胰管负压引流，把胰液引流到体外促使瘘管闭合。亦可行内镜下胰管支架置放引流，促使瘘口闭合。②手术治疗：当患者胰瘘持续三个月以上，引流量无减少趋势；引流不畅、反复感染、发热，尤其是有较大脓腔；腹腔大出血；因胰管断端瘢痕形成致梗阻性胰腺炎，伴发疼痛者；可考虑手术治疗。

133. 胰腺癌术后发生胆瘘应该怎么办？

胆瘘多发生于胰腺癌术后 5 ~ 10 天，发生率约 15%。症状取决于胆汁漏出的量、持续的时间以及有无胆管感染、是否留置腹腔引流等。若漏出的量较多又没有有效的引流，则患者可出现严重的胆汁性腹膜炎。

胆瘘治疗的关键是解除梗阻，建立通畅的引流。胆瘘发生后，首先消除患者的紧张、恐惧心理，治疗上除禁食、营养支持、应用有效抗生素等常规处理外，最重要的是应根据腹膜炎的轻重、有无胆管梗阻以及腹腔引流是否通畅等选择治疗方法。保守治疗目前认为是首选，经此方法大多数患者可治愈。在保守治疗中患者取右侧卧位或半卧位，充分引流是保守治疗中最重要的治疗措施。对于未拔除腹腔引流管的早期胆瘘，必须保持腹腔引流管通畅，充分引流包括经内镜十二指肠乳头切开胆管引流、经皮肝穿刺胆管引流术等方法。保守治疗时应严密观察患者的表现和腹部体征，当出现弥漫性腹膜炎、腹腔内伴发脓肿形成且引流不畅、体温持续增高或出现严重的黄疸时，则需手术治疗。手术仍以引流为主，若因局部炎性反应水肿，多无法行修补或胆肠吻合，仍须先行引流，待感染控制、病情稳定、全身情况改善后，于 2~3 个月后行 II 期手术修复。

134. 胰腺癌手术后出血的原因是什么？

胰腺癌伴发黄疸患者凝血机制障碍，创面渗血未完全控制、术中止血不完善、原痉挛的小动脉断端舒张、结扎线脱落是造成胰腺癌术后出血的常见原因。

135. 胰腺癌手术后出血的发生率是多少？

胰腺癌术后出血的发生率为 1%~8%，占胰腺手术总死亡率的 11%~38%。

136. 如何治疗胰腺癌手术后出血？

胰腺癌术后出血的治疗分为保守治疗和手术治疗。对出血量不大、速度较慢的胰腺癌术后出血，可在严密观察下保守治疗。方法包括快速扩容、保持有效的循环血量，适当的止血药和血管活性药物，胃镜下局部用药或应用钛夹钳夹止血，动脉造影栓塞止血。对出血量大，快速输血不能维持血压；持续出血，1~2天输血量>2000~3000ml；经各种非手术治疗，出血仍不能有效控制者应积极进行手术治疗。

137. 胰腺癌手术后应激性溃疡出血的发生率是多少？好发于哪几个时间段？

胰腺癌切除术后应激性溃疡出血的发生比例不断升高，其原因主要为其他并发症机率的明显下降，如胰瘘的发生率已降至5%以下。应激性溃疡出血已成为胰十二指肠切除术后的主要并发症之一。

发生率：由于诊断标准的不同差异较大。梗阻性黄疸患者术后发病率5%~14%，死亡率可达50%~70%。

发生时间：多在术后3~7天，最长达术后4个月（延迟性应激性溃疡），时间越长、症状越重、危险性越大、死亡率越高。

138. 胰腺癌手术后应激性溃疡的好发部位是哪？有哪些临床表现？

好发的部位：应激性溃疡最好发的部位是胃，多见于胃底和胃体黏膜，严重者波及胃窦，多为散发性，侵及黏膜肌以下少见，所以罕见穿孔。

临床表现：主要有原发疾病的表现、一般消化道症状、消化道出血（出血量由小量到大量）三个方面。

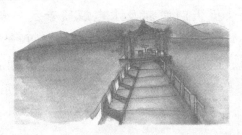

139. 怎样预防和治疗胰腺癌手术后应激性溃疡？

预防：积极治疗原发疾病，祛除应激性溃疡的诱因；加强全身支持治疗；应用抑酸和胃黏膜保护药物、生长抑素（善宁、施它宁、抑酶肽）、前列腺素 E2（PGE2）；解除幽门梗阻。

非手术治疗：留置胃管：治疗和观察病情，胃排空、冰盐水洗胃、局部止血药物；抑制胃酸药物、止血药；维持有效的血容量：适量输血或血制品；内镜治疗：注射或喷洒药物、热凝固、机械夹等；血管造影+栓塞等。

手术治疗：手术治疗的机率非常低（不到 10%）。手术指征有开始即为大量出血、快速输血不能维持血压；持续小量或间断出血，1~2 天输血量超过 2000~3000ml；各种非手术治疗疗效不佳或止血后再次出血。手术方式包括胃血管断流术、选择性迷走神经干切断+胃部分切除术、胃大部切除术、全胃切除术。

140. 为什么胰腺癌手术后会发生胃肠功能障碍？如何处理？

胰腺癌术后胃肠功能障碍常见三方面的原因：功能性病变、应激性溃疡和出血、感染等。

对于功能性病变引起胃肠功能障碍，治疗上以保守治疗为主。治疗方法包括：消除患者紧张、焦虑情绪；禁食、持续胃肠减压，纠正贫血、低蛋白血症及水**电解质紊乱**；营养支持治疗，包括肠内及肠外营养支持。使用肠内营养者较单纯肠外营养者病程短、并发症少，鼓励早期应用肠内营养；增加胃肠动力药物（吗丁啉等）；中药等辅助治疗、足三里封闭、扩肛等措施。

应激性溃疡和出血的治疗包括非手术治疗和手术治疗。非手术治疗有留置胃管和局部止血药物治疗；抑制胃酸药物、止血药；维持有效的血容量；内镜治疗和血管造影+栓塞等。手术治疗的机率非常低（不到 10%）。

对于感染重在预防。术前的病情的全面评估、改善患者营养状态、纠正贫血、低蛋白血症，保证患者有良好的心理状态接受手术；术中仔细操作，减少出血，保证吻合口吻合严密、血运、张力良好；术后预防性应用抗生素，通畅引流，有效营养支持，纠正低蛋白血症、贫血等，促进肠道功能恢复等。

141. 为什么胰腺癌手术后患者易发生糖尿病？如何处理？

胰腺癌患者手术后血糖水平容易波动，血糖调整比较困难。原因可能有两方面：一方面，手术后机体往往有胰岛素抵抗，对胰岛素治疗往往不敏感。另一方面，患者术前没有糖尿病病史，对糖尿病的认识不足，对饮食控制和胰岛素治疗的依从性差。有些患者和家属对糖尿病认识不足，一味追求术后增加营养，而不控制热量摄入。

从住院时间上可以看出，术后发生糖尿病患者的平均住院时间长于术前就有糖尿病的患者。提示对术后糖尿病患者的血糖调整除了胰岛素治疗，更需要重视糖尿病知识和饮食预防宣教。比如患者和医护人员可以共同制订一份饮食计划，循序渐进地控制饮食。

鉴于胰腺癌患者的糖尿病的高发生率，建议对所有胰腺癌手术患者进行糖尿病知识宣教，提高术前或术后发生糖尿病的患者对饮食控制的认识，增强患者对血糖治疗的依从性，实现患者参与疾病的自我管理。

社会和心理因素在糖尿病的发病和治疗过程中起着重要作用。胰腺癌患者术前对手术的恐惧，本已精神高度紧张，加之术后并发糖尿病，会出现心理应激反应。并且胰腺癌术后伴发糖尿病的患者，伤口愈合相对较慢，并发症发生率增高，术后住院时间较普通的患者明显延长，患者手术后心理障碍表现为焦虑和厌烦情绪，严重者将发展到抑郁、对治疗失去信心等。

因此，胰腺癌术后出现高血糖的患者，规律的检测血糖，及时发现糖尿病的发生，合理使用胰岛素，加强糖尿病知识和饮食预防宣教，重视心理护理，从而减少术后血糖和感染相关并发症的发生率，缩短住院时间，促进患者康复。

142. 以疼痛为主的胰腺癌患者为什么术后部分仍有手术前类似的疼痛？

大部分胰腺癌患者都会有疼痛的病史，早期表现为上腹隐痛和说不清的不适感，时轻时重，时有时无，一般夜间明显。随病情进展，症状逐渐加重。胰腺癌切除手术后，部分患者还有类似的疼痛存在。此种情况有两种可能，一种是由于肿瘤对神经的侵犯严重，术后疼痛将继续，并需进一步止痛治疗。但更多的情况是由于手术区域内炎症、脏器解剖位置改变以及腹腔神经丛部分分支离断后所造成的。这种疼痛并非肿瘤造成，在术后早期会较重，甚至需要使用止痛药治疗，但随着时间延长，疼痛会逐渐减弱，并不需药物治疗。

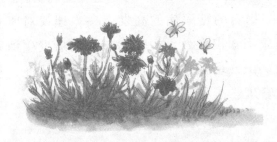

143. 胰腺癌患者手术后胃管如何护理？

手术后患者留置胃管在临床上应用广泛，常用于胃肠减压。护理时应注意妥善固定胃管，避免脱出。保持胃管通畅，每4小时用生理盐水 10～20ml 冲洗一次。观察胃液颜色、量、性质，有助于判断胃内有无出血的发生。每天清洁口腔，昏迷或生活不能自理的患者给予口腔护理，意识清楚的患者，鼓励漱口刷牙，养成良好的卫生习惯。

144. 胰腺癌患者手术后尿管如何护理？

尿管接无菌袋后应妥善固定在床旁，防止牵拉和滑脱。保持导尿管通畅，记录 24 小时尿量，观测肾功能。为防止逆行性感染，无菌集尿袋应低于尿路引流部位，防止尿液倒流，定时放出尿袋中的尿液。女性患者每天会阴冲洗两次。长期留置尿管者，导尿管应每周更换一次。训练膀胱反射功能：夹闭导尿管，每 3～4 小时开放一次，使膀胱定时充盈和排空，促进膀胱功能恢复。

145. 为什么会出现拔了导尿管后患者不能解小便？该怎么办？

绝大多数患者拔除导尿管后可自行解小便，但也有少数患者拔了导尿管后不能解小便，引起这种现象的原因可能有患者不习惯于床上排尿、留置导尿管导致尿道黏膜炎性水肿、长期留置导尿管致使排尿反射敏感度降低等，通常都是暂时性的。建议患者首先要放松精神紧张，不要太急躁，也可以由家属搀扶患者下床试试，或用热毛巾热敷或用手按摩下腹部，或有尿意时听流水声。如果是长期留置尿管的患者，在拔除导尿管前先进行膀胱功能训练，间断夹闭导尿管（每次夹半小时至二三小时）至患者感觉想要排尿再放开，如此锻炼 1~2 天后再拔除导尿管。如果上述方法都不奏效，可以考虑重新留置导尿管，必要时做膀胱造瘘术，待排尿功能完全恢复后再拔除导尿管。

146. 患者带尿管出院需注意什么？

有些患者术后需要带尿管出院自行护理，这就要求患者及家属注意以下几个方面：

（1）导尿管留置时为避免感染及尿管阻塞，一定要充分摄取水分，每天至少 2000ml，以增加排尿量；每天尿量至少维持在 1500ml，以稀释尿液及产生自然冲洗力。

（2）集尿袋引流位置须在患者的尿道口以下位置，以充分引流尿液，同时避免因尿液逆流造成尿路感染，但勿放置于地面上，可用别针固定于裤腿膝盖左右位置。

（3）导尿管与集尿袋接头应保持密闭，以防污染。

（4）每日消毒会阴部、尿道口，排便后需注意清洁。

（5）导尿管和集尿袋管不可扭曲或受压，以防阻塞，穿宽松透气的内衣，且不可拉扯，以防出血。

（6）尿量超过集尿袋一半时需要倒掉，并随时观察尿液颜色、量、混浊度。

（7）如发现尿道口有发红、肿痛、分泌物增加等症状，及时到医院就诊。

（8）集尿袋与尿管的更换，需遵循医务人员指导。

147. 胰腺癌手术后腹腔引流管的作用有哪些？

腹腔引流管要放置在腹腔的最低位、吻合口周围或易发生出血和渗出的部位，以便于引流腹腔内积存的液体、吻合口瘘的肠腔引流物等。密切关注引流量和引流液的性质可以早期发现吻合口瘘和术后出血，可以说腹腔引流管是外科医生的"眼睛"。通过引流管的引流液量和性状还可以观察腹腔内的情况。

148. 胰腺癌手术后腹腔引流管如何护理？

保持腹腔引流管通畅，防止引流管打折、压迫、扭曲，切忌自行拔管。

引流管通常用缝线固定于皮肤，患者翻身、下床、排便时应防止引流管脱出或折断滑入腹腔，脱出者应及时通知医生处理；患者在病房活动时要妥善的固定，防止扭曲、受压、折叠；观察记录引流出物质的性状：正常色泽为淡红色，后期为黄色、清亮液，若有异常情况需通知医生或护士。为保持引流管通畅，应定时挤捏引流管，需负压引流者应调整好所需负压压力，并注意维持负压状态。引流袋不可高过于切口，防止反流造成逆行感染。

149. 胰腺癌手术后腹腔引流管什么时候拔除？为什么有的患者拔的早？有的患者拔的晚？

引流管是外科医生的眼睛，引流液的量和性状是医生判断腹腔内手术区域愈合情况的重要依据。胰腺癌术后内放置的引流管由于放置的位置不同，拔出的时间各不相同。留置在胃肠吻合口附近的引流管在术后 4~6 天拔除。留置在胰腺断端或胆肠、胰肠吻合口周围的引流管 7~9 天拔除。但拔管时间并不是固定不变的，要根据吻合口愈合情况而定。通常胃肠道吻合口愈合能力较强，在正常进食，引流量无增加后引流管就可拔除。胰肠吻合口周围的引流管是非常重要的，因吻合口受胰液腐蚀作用的影响，易出现胰瘘。此位置的引流管可以将由吻合口漏出的消化液引出体外，杜绝局部积液，减轻炎症。因此，此处的引流管在出现胰瘘后会保留时间较长，甚至会带引流管出院，待引流液减少后再返回医院拔管。

150. 胰腺癌手术后吸氧的方法有哪些？如何护理？

吸氧多用于纠正缺氧，提高动脉血氧分压和氧饱和度的水平，促进代谢，是辅助治疗多种疾病的重要方法。常用方法有：鼻塞和鼻导管吸氧法、面罩吸氧法、经口吸氧法。

注意用氧安全，不在病房点明火。使用氧气时，不要在患者插管的情况下调节氧流量表，避免氧气冲入呼吸道损伤肺组织。长期吸氧者，鼻腔会干燥难耐，可用湿棉签擦拭鼻腔，保持鼻腔湿润。

151. 如何帮助胰腺癌患者术后咳痰？

有效的咳嗽、咳痰可以帮助患者有效排出呼吸道分泌物，增加肺通气量，预防肺不张、肺部感染的发生。协助患者取坐位或半坐位，老年体弱患者先进行雾化吸入，而后由护理人员拍背、采用由下向上、力度适中的方法，最后再双手保护伤口，捂住伤口两侧向中间用力，深吸气，停顿 5 秒，然后患者腹部肌肉用力，咳嗽时将痰液咳出来。

152. 如何帮助胰腺癌患者术后活动？

患者返回病房、清醒后肢体可以稍微活动，如弯曲肘部，膝部。术后第 1 天可取半卧位，进行深呼吸及有效咳嗽，活动四肢关节，由他人协助翻身及轻叩背部。术后第 2 ~ 3 天在他人扶持下扶床沿、椅子等站立。术后第 3 天后在他人扶持下可在室内缓慢行走。活动时，根据身体恢复情况循序渐进，不可过分强求，穿防滑鞋，防止摔倒。

153. 胰腺癌患者术后几天可以拆线？需做哪些护理？

胰腺癌手术切口位于上腹部，手术后切口的拆线时间为 7 天左右。但具体时间应视切口愈合情况而定，有愈合不良的情况时，要适当延长拆线时间。腹部切口拆线后仅表示切口已基本愈合，但切口愈合并不是十分牢固。和正常皮肤相比，其抗拉力，抗感染的能力十分脆弱。拆线后的护理仍是十分重要的。首先要保持切口的清洁：拆线后切口仍为敷料覆盖，但此敷料不能长期保持。在拆线后如具备条件 3 天后再次换药，去掉敷料让切口保持同空气接触。拆除缝线后一周内，应尽量避免切口接触水或者其他液体，因此时切口皮肤切缘未能完全密封，有液体尚能渗入切口内部，如此液体携带有细菌将导致切口感染。切口拆线后 3 个月内不能用力牵拉，包括突然用力打喷嚏、用力排便等使腹腔压力突然增大的动作，避免切口裂开和切口疝。

154. 胰腺癌患者术后几天可以出院？

胰腺癌手术后的康复需要较长时间，但住院时间是有限的。手术后的出院时间不能简单以天数规定。术后出院是根据需要恢复程度而定的。首先是手术区域内的大部分涉及的脏器已恢复正常功能，例如肝脏功能、肾脏功能正常，消化道功能恢复到进食量可以保证机体的正常需要。其次是手术所做的各个吻合口愈合状况良好，如存在胰瘘等情况需保证吻合口周围无大量积液，无明显炎症，无出血等情况。在患者达到上述状况后可离院返回家中休息。一般胰体尾切除术后患者如恢复顺利需 7~9 天出院。胰十二指肠切除术的患者需要 12~14 天出院。在存在并发症等的情况下，住院时间会延长，具体的出院时间要根据术后恢复的情况而定。

（二）放射治疗

155. 什么是放射治疗？

放射治疗简称放疗，是一种通过射线杀死肿瘤细胞的治疗方法，用于放疗的射线主要有：加速器产生的 X 射线、电子线，^{60}钴产生的 γ 射线，以及一些放射性同位素产生的射线等。放疗分外照射和近距离放疗。胰腺癌的放疗主要是外照射，无法切除

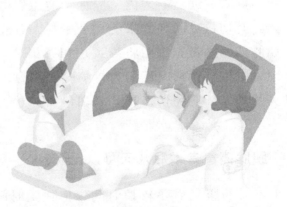

体外放疗

或切除不净时可以考虑术中放疗+术后辅助外照射放疗，局部植入放射性粒子治疗。

156. 放射治疗胰腺癌的技术有哪些？

胰腺癌的放疗包括术前放疗、术中放疗、术后辅助放疗、无法手术的局部晚期胰腺癌的姑息放疗等。

157. 用于治疗肿瘤的放疗技术有哪些？

用于治疗肿瘤的放射治疗技术大致分为常规放射治疗技术、三维适形放射治疗技术、调强放射治疗技术三类。

158. 什么是术前放疗或术前同步放化疗？

对较大（局部晚期）或部位特殊肿瘤，尽管能够手术切除，但往往会出现手术切缘离肿瘤的安全距离不够或组织缺损大，严重影响患者的美观及重要功能时，利用放射治疗能够使肿瘤缩小甚至根治肿瘤，先行放射治疗或同步放化疗，缩小肿瘤，提高手术切除率。放化疗能够降低肿瘤细胞活性，减少手术中肿瘤细胞种植的机率，提高生存率，提高器官功能保全机率。

159. 什么是胰腺癌的同步放化疗？

胰腺癌单纯放疗的效果较差，结合化疗后可进一步提高胰腺癌的疗效，称之为同步放化疗。与放疗结合的同步化疗方案包括氟尿嘧啶及类似物、吉西他滨（健择）或几种药物的综合，具体哪种组合最佳目前没有定论，但有关 5-氟尿嘧啶和吉西他滨与放疗同步的对比研究表明两种药之间无差别。

160. 调强放射治疗有哪些优越性？

调强放射治疗是一项先进技术，优点主要体现在两个方面：①使肿瘤受到的照射剂量能够更加适合控制肿瘤的要求；②能够降低对正常组织的照射剂量，使正常组织损伤减轻，有利于提高患者生活质量。不同的肿瘤从调强放射治疗中获益的程度并不相同，医生会从患者的需求及肿瘤的具体状况综合设计治疗方案，使患者得到最好的疗效，而对正常组织的损伤降低到最小。

161. 什么样的患者不能耐受根治性放疗？

两种情况下患者不能耐受**根治性放射治疗**：①患者的自身情况差，体能状况评分小于 60 分。②患者伴有严重的内科疾病，而且这个疾病本身比肿瘤对生命更具有威胁时，比如严重的心、脑血管疾病等。

162. 放疗前患者需要做哪些心理准备？

放射治疗是一个相对较长的过程，患者在治疗前需要做的准备有几点：①需要患者树立起战胜疾病的信心。②需要患者调整好心态：在治疗前，一定要放宽心，坦然面对，积极配合治疗。③需要患者构筑好克服困难的心理准备，放射治疗过程中会出现一些副反应，这是机体对外来刺激的生理反应，医生也一定会想办法把副反应发生率和严重程度降到最低，完全有办法让患者完成治疗。

163. 放射治疗对患者的着装有什么要求？

为了减少对照射区域皮肤的摩擦和刺激，建议患者放疗期间穿柔软宽松、吸湿性强的纯棉类内衣；避免穿粗糙及化纤类衣物。头颈部接受放疗的患者，上衣最好穿无领开衫，不要穿硬领衬衫，男士不打领带，便于穿、脱衣物和保护颈部皮肤。

164. 合并有糖尿病的患者会增加放疗的风险吗？合并有糖尿病怎么应对？

糖尿病是一种常见病，很多患者在诊断癌症时合并有糖尿病。但糖尿病不会影响放疗疗效。

伴有糖尿病的患者的正常组织对放疗要敏感些，可能放疗反应要稍微重一些。给予积极的处理，可保障患者能够顺利完成治疗。患者可增加监测血糖的次数和频率，及时了解血糖控制情况，并告诉医生，协助控制好血糖。

165. 若放疗前植入了营养管影响放疗疗效吗？

植入的营养管对放疗的疗效没有影响，由于植入了营养管，营养供应得到了保证，患者身体情况会改善，抵抗力会增强，有提高疗效的作用。

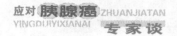

166. 胰腺癌患者放疗前需做哪些准备?

病理确诊:胰腺癌患者放疗前必须有病理确诊,病理多通过超声内镜下穿刺**活检**或开腹探查取得。

放疗前准确分期:放疗前需要有 CT、MRI 或 PET-CT 确定的分期,只有局限的胰腺癌才适合同步放化疗。

胰腺癌肿瘤标志物检查:放疗前需要化验检查与胰腺癌相关的肿瘤标志物,包括血清癌胚抗原(CEA)、糖类抗原 19-9(CA19-9)、糖类抗原 242(CA242)等,便于评价治疗疗效和观察疾病进展。

排除其他未控制的合并症,评价放疗风险:放疗前需要检查血尿便三大常规,血生化(肝肾功能、血糖和电解质等),心电图等以明确有无其他没有控制稳定的合并症,并评价放疗风险。

167. 哪些胰腺癌患者适合放疗?

局部晚期无法手术或手术切除难度大的胰腺癌通过适当的术前放疗与化疗的结合有可能缩小肿瘤,提高切除率,术前放疗常采用适形或调强放疗。

术中放疗适用于术中探查无法切除或切缘不净和姑息切除的患者。

术后辅助放疗多与化疗结合,适用于局部肿瘤较晚,侵犯邻近血管及重要器官,有淋巴结转移或切缘不净的患者。术后辅助放疗采用外照射形式,包括三维适形放疗和调强放疗等。

无法手术的局限性胰腺癌、没有远处转移时可以选择同步放化疗,化疗方案与放疗方式基本与术后辅助放疗一致。

168. 胰腺癌患者一般在什么时间开始放疗比较合适？

胰腺癌的术前放疗和姑息放疗需要在病理确诊并明确没有远处转移后进行。只要患者一般情况较好，没有肝肾功能异常，即可尽早开始。可选择三维适形放疗或调强放疗技术，放疗同时需要综合化疗。

术中放疗由外科医生和放疗科医生在术中共同决定，如果肿瘤无法切除或切除不彻底，可以考虑采用电子线术中放疗一次。

术后辅助放疗多在术后一个月左右，患者基本恢复正常后进行，常选择三维适形放疗或调强放疗技术，放疗同时也需要综合化疗。

169. 胰腺癌放疗需要放疗增敏剂吗？

同步化疗是胰腺癌最好的放疗增敏剂，胰腺癌放疗中的增敏药物包括氟尿嘧啶及其类似物、吉西他滨（健择）、奥沙利铂、特罗凯等。其中临床最常用的放疗增敏药物是氟尿嘧啶及其类似物或吉西他滨（健择），也有尝试多种药物联合应用的放疗增敏方法。分子靶向药物特罗凯与放疗结合的增敏作用仍处于研究探索阶段。

170. 放射治疗胰腺癌的效果怎么样？

不可手术的胰腺癌如果仅行对症支持治疗，中位生存时间只有 4~6 个月，而同步放化疗可使患者的中位生存时间延长约半年，达到 12 个月左右，并且同步放化疗可使约 1/3 的病例由不可手术转化成可手术切除，获得与可手术切除的胰腺癌同等的生存机遇。胰腺癌术后辅助同步放化疗有可能提高局部控制率，使局部复发风险由50%~75%降至20%~40%，并有可能提高生存率。放疗也是局部晚期胰腺癌姑息减症治疗的重要手段，可有效缓解60%~80%的胰腺癌的腹背疼痛、厌食、乏力等症状。

171. 放射治疗胰腺癌有哪些副作用？

胰腺癌放疗的毒副作用主要有胃肠道毒性、血液学毒性、十二指肠损伤及其他损伤等。

胃肠道毒性：肿瘤本身及放化疗均可引起疲乏、食欲下降、恶心呕吐等，有些人因合并化疗出现腹泻。

血液学毒性：患者往往因食欲差进食少、肠道消化吸收障碍、肿瘤消耗大等而出现营养不良，再加上放化疗的影响因此容易出现白细胞、血小板下降以及贫血等。

十二指肠损伤：因十二指肠邻近胰头部位，放疗中难以避开十二指肠，而十二指肠放疗耐受剂量较低（照射部分十二指肠可耐受50Gy左右），高剂量照射容易出现十二指肠炎、十二指肠溃疡及出血，严重的可出现十二指肠穿孔。

其他损伤：偶见肝、肾、小肠、胃、脊髓等的损伤。

172. 胰腺癌患者在放疗过程中为什么要检测血象和肝肾功能等？

为了提高放疗疗效，胰腺癌的放疗往往都同步加用化疗，而放化疗对患者的血象都有影响，主要是降低白细胞和血小板，另外化疗对肝肾功能也有一定影响。此外胰腺癌本身（尤其是胰头癌）的发展可以压迫或侵犯堵塞胆总管引起肝功能障碍或肿瘤发展转移至肝脏、损伤肝功能。除此之外胰腺癌患者往往由于食欲差进食少也可以引起血象下降、低蛋白血症或贫血等。因此胰腺癌患者放疗中每周一次血象检查必不可少，放化疗开始两周后及患者有症状时随时复查肝肾功能也很有必要。

173. 胰腺癌复发后还能做放疗吗？

胰腺癌治疗后复发，如果先前没有接受过放疗（包括粒子植入、X 刀、γ 刀、外照射等），复发病变仍较局限没有多发转移的，只要患者身体状况允许，均可接受肿瘤局部同步放化疗；但如果先前已接受足量放疗，病变位于放疗范围内，均难以接受再次放疗，因为再次同一部位放疗肠道损伤的风险很高。

174. 胰腺癌患者放疗前应当注意什么？

确诊胰腺癌并确定需要放疗时，患者应当：

跟主管医生沟通以了解放疗方案和计划，对自己所要接受的治疗做到心中有数，知道定位及放疗前如何准备，知道放疗及同步化疗的频次及大致时间安排，以便于更好的配合医生顺利完成治疗。

了解治疗将会带来的益处和可能存在的风险，减少对放化疗的恐惧和担忧。

放化疗前保证充足饮食，多进食蛋白质和维生素丰富的食物，少进食油腻和辛辣刺激的食物，不抽烟不喝酒，保障足够睡眠，保持良好心态，积极配合医务人员完成各种治疗前的检查和治疗准备。

不要迷信大量无根据的中草药和偏方秘方，遵从医务人员的安排，结合患者的临床实际合理用药。

175. 胰腺癌患者放疗中和放疗后需注意什么？

注意增进饮食：克服厌食情绪，少食多餐，保证营养，保持体重。

注意休息和充足睡眠、适当运动：应适当运动，可以从事一些轻微的家务活，以让自己感觉轻松不费力为宜。

努力克服心理负担：增强对生活的信心和勇气，可以力所能及的参加一些社会活动和交往，看电视读报，帮子女带孩子。心理负担较重影响休息和生活时也可以借助心理咨询。

配合医务人员治疗：有任何不适随时与医务人员沟通，并遵从医务人员安排。

放疗后定期复查：定期复查很重要，可以及时观察病情变化并给予相应治疗，也便于观察和评价治疗引起的后期副作用。

176. 如何护理接受放疗的胰腺癌患者？

胰腺癌患者因胰岛素分泌异常容易出现血糖波动，治疗前、中、后均要监测血糖变化并且控制血糖稳定在正常范围内。

放疗前、中、后都要注意合理饮食，放疗期间应多进食蛋白质丰富的高热量、易消化以及维生素丰富的食物，如食欲较差或进食后饱胀不适可安排少食多餐，避免进食油腻辛辣刺激的食物和生冷食物，不抽烟不喝酒。

放疗中和放疗后应加强放疗区域的皮肤护理，穿宽松柔软的衣服，放疗区域皮肤避免贴胶布、酒精刺激及抓挠损伤。如果出现放疗区域皮肤过敏，及时口服抗过敏的药物或外用糖皮质激素类抗炎软膏。放疗中可外用皮肤保护剂，放疗中及放疗后避免放疗区域皮肤暴晒。

注意休息，避免重体力劳动，不要有心理负担，积极配合医务人员安排治疗。

177. 放疗可以取代手术吗？

放疗和手术同属局部治疗方法，也是治疗局限性肿瘤最有效的手段。但由于肿瘤的病因极其复杂，每种肿瘤的生物学特点也不尽相同，各种治疗方法的疗效也有差别，有些肿瘤应以外科手术治疗为主，有些肿瘤应以放射治疗为主，有些肿瘤则需以化疗为主。每位患者在被确诊时肿瘤的病理类型、分化程度千差万别，肿瘤的早、中、晚期也各不相同，所以，在决定治疗方案时需要综合考虑每位肿瘤患者的特点，分别采取不同的治疗方法，以求达到最佳的疗效。此外，患者的全身状况、求治意愿等对治疗方案的选择也有重要作用。因此，从整体上来讲，放疗取代手术的说法并不恰当。

178. 放疗期间可以联合靶向药物吗？

大部分临床研究证明，分子靶向治疗药物与放射治疗和（或）化疗联用能起到较好的效果。因此，放疗期间可以联合使用有效的分子靶向治疗药物。

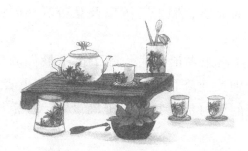

179. 放疗期间需要使用治疗辐射损伤的药物吗？放疗结束后还要继续使用吗？

（1）目前，治疗**辐射损伤**的药物较少，有些药物会具有减轻放疗损伤的作用，可以考虑适当使用。但由于不同疾病照射部位不一样，损伤的类型和机制也有差别，需要具体疾病具体分析，需要咨询患者的主管医生。

（2）如果放疗反应比较重，可以考虑继续使用一段时间的放疗**辐射损伤**保护药物，患者皮肤、皮下组织出现纤维化，可考虑使用 γ-干扰素较长一段时间。

180. 放疗过程中会出现哪些身体反应？

放射治疗过程中，身体出现的反应有全身反应和照射局部反应两种。全身反应包括恶心、食欲下降、疲乏，有时候会导致血象的下降。局部反应则与照射部位有关，例如包括照射部位的皮肤反应等。

181. 放疗的副反应可以预防和减轻吗？

放疗的副反应分为早反应（急性反应）和晚期反应，与照射的部位、剂量的大小、照射范围以及是否联合同期化疗有密切关系。

放疗科医生在给患者治疗时，除了追求最佳的控制肿瘤效果外，同时也会特别关注降低放疗副反应、提高患者的生活质量。通常会采取先进的放射治疗技术，准确设定治疗范围，对正常组织加以很好的保护，使副反应发生的机率和严重程度降至最低。在治疗过程中，也会给予相应的处理和支持治疗，减轻放疗的副反应，以期保证绝大多数患者能够顺利完成放射治疗。

182. 癌症患者放疗期间怎么应对合并症？

合并其他疾病，如心脏病、高血压、甲亢等的患者，不必紧张。得到良好控制的这些合并症，不影响癌症的放射治疗。治疗中医生会关注这些疾病的控制情况。作为患者，不要忘了服用治疗合并症的药物，并及时向医生反映疾病变化情况。

183. 放疗期间如何保护患者的皮肤？

放疗期间可通过以下几方面保护好照射野皮肤：①保持照射野皮肤清洁、干燥，减少物理及化学性的刺激；可用清水温和的清洗；不要用碱性肥皂，更不能按摩和用力揉搓；避免使用酒精、碘酒、胶布及化妆品；避免冷、热敷的刺激。②充分暴露照射部位的皮肤，不要覆盖或包扎，如出现瘙痒，不要抓挠，避免人为因素加重反应程度，医生会根据具体情况指导患者用药。③当皮肤出现脱皮或结痂时，请不要撕剥；剃毛发时，使用电动剃须刀，避免造成局部损伤。

184. 放疗后皮肤和黏膜反应还需要持续多久？

照射部位涉及皮肤和黏膜的放疗，放疗期间及放疗后患者通常会出现皮肤反应和胃肠道黏膜反应，在治疗结束时可能是比较严重的时候，放疗结束后还会持续多长时间呢？

有两个非常重要的因素会影响持续时间：①黏膜溃疡的范围和深度。放疗结束时如果黏膜溃疡范围较大，疼痛比较明显，如果是Ⅲ度的黏膜反应，持续的时间会在两周以上。②是否合并化疗。放疗同期合并化疗的患者黏膜的反应程度比单纯放疗重。所以，同期放化疗患者在治疗结束时可能最严重的黏膜反应还未表现出来，在治疗结束后两周仍然是比较严重的时候，一般需要一个月甚至更长的时间才能好转，在这段时间里，需要和在治疗期间一样注意口腔黏膜和皮肤的护理。

185. 放疗期间白细胞减少怎么办？需要停止放疗吗？

放疗期间白细胞下降的情况比较常见，但多数患者白细胞下降的程度都比较轻微，而且下降过程也比较缓慢，对治疗的影响较小。还有些患者在放疗前或者放疗期间同时接受化疗，这种情况下对血象影响较大，有时会出现Ⅲ~Ⅳ度的**骨髓抑制**，白细胞减少到一个比较低的水平。这种情况下，医生会给予药物治疗，患者也要加强营养，尽快恢复白细胞/血小板的水平，纠正贫血等。

如果血液学毒性达到Ⅳ级，应该停止放疗，尽快恢复，同时避免感染。

186. 放疗前吃东西少或吃不进东西应该怎么办？

放疗前吃东西少或吃不进东西的原因有很多，如肿瘤堵塞消化道，晚期肿瘤患者身体情况非常差，肝功能受损等原因也会影响进食。

不同的情况，解决的办法有些差别，原则上有一条，尽量祛除导致不能进食的病因。由于肿瘤本身原因引起的进食少或不能进食患者，一时间不能完全解决的，可通过植入营养管进行支持。能够进行胃造瘘的患者，应该进行胃造瘘手术，不能做胃造瘘手术的，可植入胃肠营养管。胃肠有肿瘤的患者，还可以通过静脉营养支持来解决营养供应。

187. 放疗中营养支持为什么特别重要？

放射治疗时间长，照射的组织多，腹部肿瘤放疗时会出现腹泻等症状，放射治疗的全身反应还有食欲下降，这些情况会使患者食欲下降，或者营养吸收不好，导致营养不良。营养不良的危害非常大，主要有：①身体合成红细胞、血红蛋白的原料减少，会出现贫血；贫血会引起血液运送氧气的能力下降，肿瘤会因此而缺氧，而缺氧的肿瘤细胞对放射线非常抗拒，影响疗效。②身体抵抗力下降，易患感染，出现发热甚至高热，需要中断放疗，影响疗效。③身体抵抗力和免疫力下降后，抵御肿瘤细胞侵袭的能力下降，容易出现远处转移，总体治疗效果下降。④体重下降，肿瘤与周围健康组织的相对关系会发生改变，会导致肿瘤和正常组织的放疗剂量与事先计划的剂量不一致，使肿瘤控制率下降或正常组织损伤加重。因此，接受放射治疗的患者在治疗过程中以及治疗后一段时间（急性反应恢复期）的营养支持非常重要，患者一定要克服困难，尽可能保持体重稳定。

188. 放疗中什么食物不能吃？

放疗过程中，对食物的种类没有特殊要求，以**高蛋白、易消化和易吸收的食物**为主，一般不要吃辛辣食物。

189. 放疗期间不想吃饭怎么办?

放疗的全身反应中会出现食欲下降,严重时见到饭菜就想吐。放疗过程中接受化疗,这会加重全身反应,食欲下降的也不少见。这种情况下,第一,要从思想上战胜自己,树立克服困难的信心。第二,给予改善食欲、减轻放疗/化疗副作用的药物。第三,经常变换食物的种类和口味,从感官上增加食欲。

190. 放疗期间患者能洗澡吗? 应该注意什么?

放疗期间患者可以洗澡,使用比较温和的沐浴液,并注意保护好医生在患者皮肤上画的标记。标记线会随着时间的推移变淡,尤其在夏天,更容易变得不清楚,在洗澡前,先看看标记线是否清楚,如果不清楚了,先找医生重新画一下再洗澡。洗澡时动作要轻柔,不要抠和搓擦放疗区域的皮肤,水温不宜过高。

191. 放疗期间患者可以做运动吗?

放疗期间患者可以做适当的运动,原则是以运动后不感到疲劳为宜。

192. 接受放疗期间的患者能和亲人接触吗?

肿瘤不是传染病,不会传染给周边的人。放射线不在患者体内存留,也不会发生辐射污染。接受放疗的患者可以和亲人接触,而且和亲人在一起会让患者感受到亲情,充满温暖,增加战胜疾病的信心。

193. 放疗后什么时候复查？复查项目有哪些？

一般放疗后一个月复查，观察肿瘤消退情况和正常组织恢复情况。以后两年内每三个月复查一次，两年以后每半年复查一次，五年以后每年复查一次。有症状复发或异常情况出现时，应及时到医院进行复查。

复查的项目与治疗时的检查项目基本一致，有特殊提示时会进行一些特殊的检查。

194. 肿瘤患者在放疗后的日常生活中需要注意什么？

肿瘤患者接受治疗后的日常生活中应注意以下几点：①保持良好的心态和积极的生活态度，相信自己能够康复和彻底战胜肿瘤。②保持良好的生活习惯，正常作息，不过度疲劳。③坚持适当锻炼，强度以不感到累为原则。④加强功能锻炼。⑤定期到医院进行复查。

（三）内科治疗

195. 什么是化疗？

肿瘤的内科治疗也称为化疗，化疗是应用化学药物（包括内分泌药物）治疗恶性肿瘤的方法。

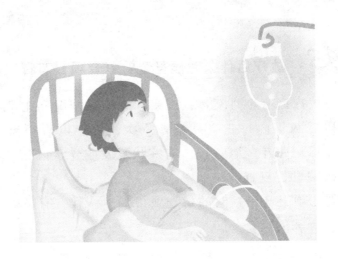

196. 什么是化疗方案?

针对不同的肿瘤类型、患者的身体状况和既往治疗情况来选择合适的化疗方案,多是一种或几种化疗药物的联合应用。多种药物联合的目的是最大限度地杀伤肿瘤细胞,减少毒副作用。考虑药物对肿瘤细胞的杀伤力、药物的毒性、患者的耐受情况,选出最优的方案。

197. 什么是一线化疗?什么是二线化疗?

第一次化疗时采用的化疗方案叫一线化疗,这个化疗方案往往是经过长时间的临床研究显示对大多数患者来说疗效最好,且可以重复的治疗方法,毒副反应相对能接受,价格也能够接受的性价比最高的化疗方案。但没有一个药物或治疗方法是永远有效的，几个周期一线化疗后如果不管用了就不能再用这个治疗方案，再换的另一种化疗方案叫二线化疗。多数情况下，一线化疗的效果要好于二线化疗。

198. 什么是新辅助化疗？有无风险？

新辅助化疗是指在实施局部治疗方法（如手术或放疗）前所做的全身化疗，目的是使肿块缩小、及早杀灭看不见的转移细胞，以利于后续的手术、放疗等治疗。新辅助化疗通常用于某些中期肿瘤患者。新辅助化疗也有风险，有些患者接受新辅助化疗的效果不好，病变增大或患者体质下降，也可能失去根治肿瘤的机会。

199. 什么是术后辅助化疗？

在手术或放疗消除局部病灶后，配合全身化疗，以利于消灭体内残存的肿瘤细胞；这种在根治性手术后进行的化疗叫术后辅助化疗。目的是杀灭看不见的微转移病灶，减少复发或转移，提高治愈率，延长生存期。是否需要进行辅助化疗主要根据原发肿瘤的大小和淋巴结是否转移，以及是否存在复发或转移的**高危因素**（如分化差，有脉管瘤栓等）来决定。

200. 胰腺癌患者化疗的疗效如何？

化疗可用于胰腺癌的术后辅助治疗和局部晚期或转移性胰腺癌的治疗。

做过根治手术的患者 5 年生存率一般不超过 20%。胰腺癌根治术后局部和全身的复发转移率极高，80%的患者会在术后12个月内复发。5-氟尿嘧啶辅助放化疗比单纯手术组有生存优势，中位生存时间为20个月比11个月，5年生存率分别为18%和8%。术后应用吉西他滨辅助化疗的患者比单纯手术的患者有一定的生存获益，无复发生存期为13.4个月比6.9个月，5年无病生存率为16.5%比5.5%，吉西他滨辅助化疗组还有延长总生存期的趋势。

晚期胰腺癌患者可以通过化疗延长生命，改善生活质量。含氟尿嘧啶的化疗优于最佳支持治疗。吉西他滨和氟尿嘧啶治疗晚期胰腺癌的临床收益率分别为23.8%和4.8%，中位生存时间分别为5.6个月和4.4个月。吉西他滨已成为治疗胰腺癌的一线药物。一般状态良好的患者，可考虑应用三药联合化疗，即FOR-FIRINOX（奥沙利铂+亚叶酸钙+伊立替康），三周（21天）为一周期的化疗方案及氟尿嘧啶增敏剂治疗晚期胰腺癌，取得了较好的疗效，但不良反应明显。

201. 胰腺癌患者化疗多长时间可以看出疗效？

通常胰腺癌患者化疗一个半月，即21天为一周期，两周期后需复查，评估疗效。

202. 哪些胰腺癌患者需要化疗？

化疗可以用于胰腺癌手术后的辅助治疗，也可以用于不能手术的局部晚期胰腺癌及晚期转移性胰腺癌的治疗。化疗在胰腺癌根治术后的患者，可以一定程度上降低复发率，延长无复发生存时间及总生存时间。在晚期胰腺癌患者，化疗的目的是延长生命，改善生活质量。

203. 晚期胰腺癌患者需要化疗吗？如果需要应做几个周期？

晚期胰腺癌需要化疗，化疗是晚期胰腺癌的首选的治疗方法。

晚期胰腺癌一般先化疗 2~4 周期。21 天为一周期方案、两周期后需复查评估疗效；14 天为一周期的方案、3~4 周期后需复查评估疗效。

化疗有效的患者，通常化疗 6~8 周期。

204. 胰腺癌常用化疗药物有哪些不良反应？

用于胰腺癌的常见化疗药物包括吉西他滨、奥沙利铂、氟尿嘧啶、顺铂、伊立替康及紫杉醇等。

最常应用的药物为吉西他滨（商品名：健择），该药物的主要不良反应为**骨髓抑制**，包括白细胞、血红蛋白及血小板降低，其中血小板的降低最值得关注。其他的不良反应包括**胃肠道反应**，如恶心、呕吐、腹泻等。

氟尿嘧啶：该药物的不良反应主要为腹泻、恶心、呕吐、周围血管炎、皮肤色素沉着、脱发等。

卡培他滨：是一种口服的氟尿嘧啶类药物，主要不良反应同氟尿嘧啶，此外可有手足综合征的发生，严重的手足综合征需停用化疗药。

奥沙利铂：该药的不良反应主要为外周**神经毒性**，该毒性可被冷刺激诱发，所以用奥沙利铂化疗时尽量避免冷刺激，避免进食冷饮等。其他的不良反应包括**过敏反应**、流感样症状等等。

顺铂：主要不良反应为恶心、呕吐、食欲下降，可通过止吐治疗以及足量补液水化加以控制。其他的不良反应包括耳毒性、**肾毒性**、脱发、乏力等。听力欠佳或者肾功能不全的患者尽量不选用顺铂化疗。

伊立替康：主要的不良反应包括急性胆碱能综合征、延迟性腹泻、恶心、呕吐等。急性胆碱能综合征可予阿托品进行治疗，延迟性腹泻应引起重视，常在化疗后4~7天发生。

紫杉醇：最主要的不良反应为**过敏反应**，需在化疗前进行充分的预处理（地塞米松、苯海拉明、西咪替丁），并在首次输注时密切监测。其他的不良反应主要包括肌肉关节痛、外周**神经毒性**等。外周**神经毒性**表现为手足麻木，与紫杉醇的累积剂量有关，常在第4周期开始出现，需密切监测，如伴有运动功能障碍需及时停用紫杉醇。

205. 胰腺癌化疗中主要的毒副作用有哪几类？

化疗的毒副作用主要分为两大类：**血液学毒性**和非血液学毒性。

血液学毒性即化疗药物对骨髓造血功能的毒性，主要表现为各种血细胞的减少，如白细胞、血红蛋白及血小板的减少。在血细胞严重减少的情况下，还可能伴发一些相应的症状，如白细胞及中性粒细胞降低可伴有乏力、免疫力低下、发热，容易发生感染；血红蛋白降低可有贫血的表现，如黏膜苍白、乏力等；血小板降低则可表现为出血倾向，包括创伤后出血时间延长以及严重的情况下，即使没有外伤等因素作用，机体也可自发性出血，甚至危及生命。

非血液学毒性包括恶心、呕吐、腹泻、脱发等，这一类毒性可根据发生部位不同，分为消化系统毒性、神经系统毒性、肝肾毒性、过敏反应等等。最为常见的是消化系统毒性：食欲下降、恶心、呕吐、腹泻在多种药物化疗时均可出现，但每个患者的严重程度不同，轻度的消化道反应在应用了止吐或止泻药物后会得到较好的控制，严重的呕吐、腹泻是需要在止吐、止泻的基础上，加用补液治疗及营养支持治疗的。神经系统毒性主要指部分化疗药物引起的手足麻木，这一毒性常常是蓄积性的。

206. 胰腺癌化疗患者如何护理？

化疗期间应注意营养支持，患者在化疗期间可多摄入优质蛋白，如鸡蛋羹、瘦肉、鱼、虾等等，必要时可给予肠外营养进行支持治疗。

同时很多胰腺癌患者有腹痛的症状，这一症状一旦出现，应及时予以干预，按照癌症止痛三阶梯疗法进行治疗，这样可以使患者的生活质量得到一定的保证。因为疼痛不仅对进食有影响，对睡眠、患者情绪等都有不良影响，及时干预可以使患者更顺利的完成化疗。

化疗期间应按医嘱复查血常规、肝肾功能，如果有异常，可以得到及时有效的治疗。

应用奥沙利铂化疗的患者，应避免接触寒冷的物体和食物，从而避免冷刺激诱发的周围神经毒性。

总的来说，在化疗期间注意营养和休息，定期监测血常规和肝肾功能的变化，有不良反应及时处理，往往能使大部分患者安全的完成治疗。

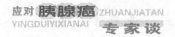
207. 化疗后身体变差会不会加速肿瘤发展？

由于化疗有恶心、呕吐、腹泻、脱发、肝功能损害以及白细胞下降等毒副反应，不少患者畏惧化疗，认为化疗是成事不足，败事有余，会削弱已患有重病或者刚经历大手术创伤的身体，是得不偿失，因而拒绝做化疗。这种情况在日常的医学治疗中屡见不鲜。其实，在目前对癌症的有效治疗手段中，手术及放疗均是局部治疗手段，唯有化疗才是全身性治疗。当然中医药或免疫治疗等也是全身治疗，但就其对肿瘤细胞的杀伤性而言就远不如化疗。

对于由化疗而引起的呕吐、脱发、白细胞下降等副反应，目前有很好的止吐药、升白细胞药、保护肝肾功能的预防措施等予以处理，可以较好的控制化疗不良反应。有些患者在化疗前给予止吐药甚至不会出现呕吐反应；对于脱发的患者化疗后头发还可以再生，所以完全不必对化疗闻之色变。

208. 化疗周期是指一周吗？

化疗周期是指每次用药及其随后的停药休息期到下一次化疗开始用药时的间隔时间。化疗方案不同，化疗周期长短不一。化疗周期的长短一般是根据化疗药物的**药代动力学**特点和肿瘤细胞的增殖周期来决定的。根据化疗药物毒副作用及人体恢复周期，从给化疗药的第一天算起，至第21天或28天，即3~4周称之为一个周期。

209. 化疗是天天做吗？

医生告诉我们3个星期一个周期，要化疗4个周期，那是需要在医院治疗3个月吗？这种理解是不对的，医生说的一个周期包括了用药的时间和停药休息时间。在一个周期中不是每天都用化疗药，大部分化疗在每 21 天或者 28 天里只有 3~5 天有化疗药物，其余时间停药休息。某些靶向药物使用的时间会相对较长，比如说重组人内皮抑素就需要连续使用 14 天，每天用药 4 个小时。药物使用的频率是根据其毒副作用、代谢时间及人体恢复周期而决定的。总的来说，不论什么样的治疗方案，每个周期都会有一定的停药休息时间。

210. 应该如何选择进口药物和国产药物？

进口药物和国产药物都是经过国家药监局审批的正规药物，只要是同一种药物，其成分是一样的，理论上起的作用也应该是一样的。但进口药物和国产药物在制作工艺上多少会有区别。在仿制药品用于临床前有关部门会比较国产药物与进口药物的疗效与不良反应，一般来讲不会有很大差别，否则就不会被批准在国内使用。但我们经常会在临床中发现患者或家属给予进口药物特别的含义。究竟怎么选药，患者有很大的发言权，就像国产电视和进口电视一样，患者主要根据自己的经济状况或其他因素来选择。

211. 都说化疗很伤身体，医生建议我术后行化疗，我可以不做化疗吗？

必要的术后辅助化疗能够减少复发或转移，延长生存期。虽然有毒性反应，但总体是利大于弊。对于大多数肿瘤而言，目前尚没有能够替代辅助化疗的方法。如果医生建议进行术后辅助化疗，患者最好采纳。当然，患者有权决定是否接纳，但前提是要

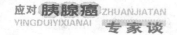
充分了解拒绝辅助化疗可能带来的后果。

212. 如何减轻化疗的不良反应？

目前已经有很多方法来预防或减轻化疗的近期不良反应，如化疗前预防性用止吐药能减轻恶心、呕吐；白细胞或血小板降低的患者可以打升白药针或升血小板药物针；关节酸痛患者可用芬必得之类的止痛药加以缓解。但对**神经毒性**、脱发目前还没有好的预防办法，此外，治疗后导致的第二原发癌等也无法预防。患者应尽可能保持战胜疾病的决心和克服困难的信心，因为心情越差越容易陷入反应越大的恶性循环。

213. 化疗为什么会掉头发？掉了会再长吗？如果掉了该怎么办？

化疗药物进入体内后会抑制组织的生长，机体内生长最为旺盛的组织最容易被抑制，而这些旺盛的组织常见于骨髓、胃肠道黏膜等。发根也是一个生长极为旺盛的部位，因此也容易被化疗药物所抑制。化疗后一旦发根被抑制就会掉头发，有的人掉得更加明显，甚至眉毛、胡须及其他体毛都掉光。

但是当化疗结束后这些抑制毛发生长的因素就逐渐淡出了，毛发的发根又会逐渐恢复生长。个别患者重新长出的头发还是卷发，但时间久了还是会变成直发。化疗后出现脱发的现象十分常见，在医院别人不会用惊异的目光看患者，但在其他场合患者可能会感到尴尬，有别人对患者的不了解，也有患者过多的自我暗示。

如果要解决这种现象，可以到商店去购买假发。戴假发不光是患者的专利，也是很多人的爱好，患者可以随心挑选中意的假发，体会平时不曾尝试的事物。当然随着科技的进步有些化疗药物已经有所改进，我们相信化疗后掉头发的现象会逐渐得以改善。

214. 化疗期间饮食应注意些什么？有忌口吗？

化疗中应注意饮食问题，尤其是我们中国人，对此非常重视。但是现实中对饮食问题的认识存在着许多误区。受传统的思维影响，人们有很多奇怪的认识，例如忌口的问题：不能吃无鳞鱼、蛋白质、牛羊肉等；还有的患者认为应该使劲补，天天补品不离口。鱼、肉类等食物对肿瘤并没有影响，一些传言并没有科学依据。设想一个肿瘤患者本来身体就受到疾病的困扰，常出现营养不良，如果再不及时补充就会对患者的病情造成消极的影响。化疗期间患者常常有**胃肠道反应**，如恶心、呕吐、食欲差等，这时饮食应该清淡且富于营养，并且应服用一些纤维素以帮助患者解决便秘问题。化疗过后休息阶段可以再适当地增加营养。有人认为应多食补品，有些补品含有激素，对患者不见得有益。只要患者有食欲，其实正常的饮食就是最好的补品，花同样的钱可以获得更多的回报。

215. 化疗后患者呕吐怎么办？

呕吐是患者对化疗药物常见的不良反应。随着化疗后患者呕吐机制的逐步了解，开发了很多有效的止吐药物，这些药物的使用极大地缓解了患者的消化道反应，现在已经很少再看到因为长期呕吐反应而不能坚持化疗的患者了。止吐药物大多是经静脉使用，也有口服的，可以结合使用，如果还不理想还可以结合激素（地塞米松）治疗。但是这些止吐药物也有其不良反应，如便秘、腹胀等。

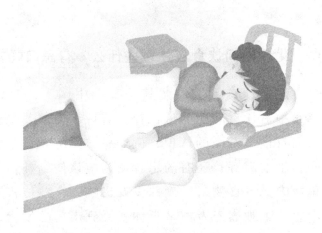

216. 化疗后恶心，但又吐不出来怎么办？

　　化疗后恶心是非常常见的不良反应，一般都伴随着呕吐，但这种胃肠反应太明显了患者又受不了。目前都是用止吐药物，该药物使用后呕吐减少了，但患者又会出现化疗后恶心，但又吐不出来的现象。治疗中可以采用加强止吐效果的手段，如加上激素（地塞米松）治疗等办法，最大限度地减轻不良反应。但应该注意的是止吐药物也有不良反应，当加强止吐时患者便秘、腹胀也会变得明显，要综合考虑这些因素，追求治疗的总体效果。

217. 化疗后大便干燥怎么办？

　　一些患者化疗后会出现大便干燥，主要的原因可能是用了止吐药物。止吐药可以抑制化疗后的恶心和呕吐，但是止吐药物有副作用，就是便秘和腹胀等。药物性的便秘只要不严重，待化疗停止后就会逐渐恢复。如果便秘非常严重就应该在医生指导下使用一些通便药或开塞露等外用药解决问题。还应该注意化疗期间应多食纤维素类食物，以创造正常的胃肠环境。

218. 化疗后手指和脚趾麻木怎么办？

化疗后有的患者会出现手指和脚趾麻木，这种现象多见于接受了具有**神经毒性**的药物治疗后。具有**神经毒性**的药物有长春新碱、长春花碱、紫杉醇、多西他赛、奥沙利铂等。出现**神经毒性**后首先应告知医生，医生会对患者进行评估，然后按照症状的严重程度为患者调整或修订治疗方案。轻度的手指和脚趾麻木是可以承受的，但是当不良反应超过一定限度，医生经评估后认为应该减量或停止使用产生**神经毒性**的药物。如果产生了手指和脚趾麻木也可以用一些相关的营养神经的药物，但疗效也常常令人不满意。因为神经的恢复时间较长，所以还是要尽量预防才能避免出现严重的**神经毒性**。

219. 化疗后出现口腔黏膜炎和溃疡，有什么办法可以减轻疼痛？

化疗后患者出现口腔黏膜炎和溃疡是化疗药物的不良反应，甲氨蝶呤等药物导致的反应最明显。当出现了口腔黏膜炎和溃疡应该告知医生，经检查后可以做相应的处理。口腔溃疡需要患者保持口腔卫生，饭后口腔中不要残留食物残渣，多漱口；目前有些漱口液帮助愈合溃疡；还可以用含有中性粒细胞及巨噬细胞集落刺激生物因子（一种升白药物）的液体漱口，因为这种药物可以促进伤口愈合；还可以局部外用麻醉药物止痛，帮助患者进食。

220. 化疗中出现白细胞减少应如何处理？应注意哪些问题？

化疗过程中白细胞减少会导致被迫减量或停用化疗，近期容易造成严重感染。如果白细胞低于 $1.0×10^9/L$ 持续 5 天以上时，发生严重细菌感染的机会明显增加。这个时候可以根据白细胞降低的程度选择一些合适的药物，如果白细胞略微降低，可以口服升白药物，当白细胞下降程度较重时应该使用一些粒细胞集落刺激因子。

化疗给药结束，回家休息的过程中出现白细胞减少时一定要注意自我保护，一旦发现白细胞开始降低，及时与主管医生联系，密切监测白细胞情况，并注意保暖及休息，避免着凉，避免过度接触人群，降低感染风险。

221. 化疗中出现血小板减少应如何处理？应该注意哪些问题？

血小板减少会导致出血时间延长，血小板计数的正常值为 $(100~300)×10^9/L$。理论上当血小板 $<50×10^9/L$ 时，会有出血危险，轻度的损伤可引起皮肤黏膜的淤点；当血小板 $<20×10^9/L$ 时，出血的危险性增大，常可以有自发性出血，需要预防性输入血小板；血小板 $<10×10^9/L$ 时容易发生危及生命的中枢神经系统出血、胃肠道大出血和呼吸道出血。化疗中出现血小板减少引起的严重出血并发症并不多见。有出血倾向的，应输注血小板以及止血药物；没有出血倾向者，若血小板 $>20×10^9/L$，应该卧床休息，避免磕碰，使用一些血小板生长因子等药物，观察病情。

222. 化疗中出现贫血应如何处理？应该注意哪些问题？

血液中红细胞为全身各种组织器官提供氧气，当红细胞太少而不能向组织提供足够的氧气时心脏工作就会更加努力，使患者感到心脏跳动或搏动很快。贫血会使患者感到气短、虚弱、眩晕、眼花和明显的乏力等。根据贫血程度的不同，医生会给予重组人促红细胞生成素、口服铁剂、维生素，甚至是输红细胞悬液以加快贫血的纠正。在药物治疗的同时也需要患者足够的休息、减少活动、摄入足够的热量和蛋白质（热量可以维持体重，补充蛋白质可帮助修复治疗对机体的损伤）、缓慢坐起与起立。

223. 化疗后如何评价化疗的疗效？为什么有的人化疗效果很好，而有的人化疗效果不好？

在化疗药物治疗过程中，正确评价药物的有效性十分关键。化疗前后都会反复做血液学检查和CT等评价化疗疗效，医生总会用肿瘤完全缓解（CR）、肿瘤部分缓解（PR）、肿瘤稳定（SD）、肿瘤进展（PD）这类的医学用语来总结这段时间的治疗效果。实际上对于大多数药物治疗不敏感的肿瘤或晚期肿瘤患者，如果我们一味强调理论上的CR、PR，这是不切实际的。医生治疗肿瘤时不但会看肿瘤大小的变化，更需要考虑到患者的生存质量、生存期的长短。很多晚期肿瘤患者通过综合治疗可以长期"带肿瘤生存"，这样的治疗疗效和实际意义不亚于CR、PR的结果。

化疗的效果主要跟肿瘤对药物的敏感性有关。有没有效主要取决于肿瘤的特点以及患者个体间的差异。

224. 是不是化疗的副作用越大疗效越好？

只要化疗，毒副反应几乎不可避免。不能根据化疗毒副反应的程度来判断化疗效果；并不是化疗反应越大效果越好，没有化疗毒副反应就没有效果。化疗成功与否，在很大程度上取决于如何解决好疗效与毒副反应之间的关系。不同的个体对药物的吸收、分布、代谢、排泄可能有差异，要密切观察与监测每个人。这不意味着为了追求疗效就可以无止境的增加剂量，在剂量增加的同时，毒副作用也在增加，在患者可以耐受的毒副反应情况下兼顾最适合患者的最大剂量才是保证疗效的最好方法。

225. 如果多种化疗方案均无效怎么办？

如果多种化疗方案均无效，可以参加新药的临床试验。参加临床试验是一种机会，虽然未知因素会多一些。如果没有任何治疗机会，也可以考虑中医等治疗，并根据患者的状态给予最佳支持治疗。针对不舒服的地方做局部治疗，比如骨头放疗、脑放疗、胸部放疗等。如果经济上允许，可试用靶向治疗。

226. 什么是化疗耐药？

化疗耐药是肿瘤治疗中的一个难题，可分两种情况：一种是先天耐药，是指一开始就没有效；另一种是继发耐药，就是开始的时候管用，接着用就不好使了，这时候一般需要换药。化疗耐药是不可避免的一种现象。一种药物耐药后，对跟它结构类似的另一种药物也会有交叉耐药。更不好理解的是，对跟它结构不同的药物可能也会产生耐药。换用靶向药物有可能获得一定效果。

227. 化疗期间还可以上班吗？

随着医学领域的不断发展，肿瘤已渐渐脱离了"谈癌色变"的窘境，现在的化疗不再是"死去活来"。如果化疗反应不大，一般情况允许，在化疗间歇期是可以工作的，但也要看患者的工作性质。如果是强体力劳动，最好还是避免，因为化疗间歇期难免还是会出现**骨髓抑制**，这时免疫力是相对低下的。适当的休息与睡眠有利于免疫力的恢复，也可以降低感染风险。如果是办公室工作，不会过度劳累，影响不大的，患者可酌情协调好。

228. 什么叫内分泌治疗？

内分泌治疗又称激素治疗。

内分泌治疗可以通过外科手术治疗、放射治疗或药物治疗来实现。前者是手术切除卵巢、睾丸、肾上腺、脑垂体等内分泌腺体。放射治疗是指用放射线照射破坏内分泌腺体。药物治疗是指补充某些激素（替代治疗）、用药物消除某些激素（消除治疗）及用某些药物抵消某种激素的效应（抵抗治疗）。

229. 什么是靶向治疗？

所谓的分子靶向治疗是指药物进入体内会特异地选择分子水平上的致癌位点相结合来发生作用，使肿瘤细胞特异性死亡，而不会波及肿瘤周围的正常组织细胞。所以分子靶向治疗又被称为"生物导弹"，一般只对肿瘤有抑制作用，而对正常组织没有副作用，其特点是高效、低毒，是一种理想的肿瘤治疗手段。

230. 化学治疗和靶向治疗是一回事吗？

化疗和靶向治疗都是抗肿瘤治疗方法，但各有特点。化疗就像炸弹，不分敌我，对肿瘤和正常组织都有杀伤，只要是生长比较快的组织都会受到影响，因此毒性大，主要表现为**胃肠道反应**和血液毒性。而靶向治疗就像导弹，定位准确，但必须有目标，因此需要先做必要的检测，看有没有相应的靶点。靶向治疗药物的毒性相对小，主要表现为皮肤毒性和腹泻，抗血管生成的靶向药物还会影响患者的血压等。选择化疗还是靶向治疗需要根据不同病种、疾病的不同时期、检测靶点的不同以及患者的经济状况等综合考虑。

231. 胰腺癌的免疫治疗有哪些？

胰腺癌的免疫治疗包括干扰素、白介素、胸腺肽、GV1001等。GV1001是一种端粒酶肽疫苗，用于不可切除胰腺癌可获得8.6个月的中位生存期。

总的来说，现有的针对胰腺癌的免疫治疗尚未取得令人满意的成绩。

232. 胰腺癌可以做靶向治疗吗？

近年来靶向药物发展迅猛，并在肺癌、乳腺癌、胃肠道间质瘤（GIST）和结肠癌等领域取得可喜的成绩，靶向药物能否在晚期胰腺癌的治疗中发挥作用俨然成为研究的热点。已有研究证明厄洛替尼联合吉西他滨对于晚期胰腺癌是有效的，但联合其他细胞毒药物对于进展期胰腺癌的疗效如何尚无证据。

233. 胰腺癌为什么要进行综合治疗？

胰腺癌是高度恶性、进展快、**预后**差的恶性肿瘤。对于早期胰腺癌患者，手术治疗仍是最主要的治疗手段。由于起病的隐匿，大部分患者在发现时已是局部晚期或转移性胰腺癌，需要进行化疗和放疗。且胰腺癌的病程进展快，可迅速出现黄疸、腹水等合并症，治疗上更需各科紧密配合，做到个体化的综合治疗。

（四）介入治疗

234. 什么是肿瘤的介入治疗？

介入治疗就是在医学影像设备（血管造影机、透视机、CT、MRI、B超）的引导下，通过微小的切口或穿刺点将特制的导管、导丝等精密器械引入肿瘤部位，对肿瘤或相关疾病进行治疗的一门新兴治疗方法。

235. 与外科手术相比介入治疗肿瘤有哪些特点？

介入治疗肿瘤的方法比外科手术创伤小、简便、安全、并发症少和住院时间短。

236. 胰腺癌的介入治疗有哪些？

胰腺癌介入治疗常用的为经动脉灌注化疗药物和胆管支架植入。不可切除的胰腺癌及伴发肝转移者，行肝动脉化疗栓塞术；合并梗阻性黄疸者，行经皮穿肝引流术及胆管支架植入术等。

237. 哪些胰腺癌患者需要做介入治疗？

以下胰腺癌患者需要做介入治疗：不能手术切除的中晚期胰腺癌患者；胰腺癌伴肝转移者；胰腺癌术后辅助治疗；胰腺癌术前辅助治疗；胰腺癌合并梗阻性黄疸者。

238. 介入治疗前需要做哪些准备？

术前患者需要**备皮**，并洗澡更换内衣裤及病号服；术前 4~6 小时禁食，以免术中注入药物引起呕吐导致窒息；练习床上排便，以防术后排便困难引起尿潴留；手术当天 7：00 开始记录尿量直到第二天 7：00；术前要排空大小便。

239. 什么是胰腺癌的介入性化疗？

胰腺癌的介入性化疗为经动脉灌注化疗药物，常用的化疗药物为吉西他滨、氟尿嘧啶等。介入性化疗住院时间一般为 5~8 天，1 至 1 个半月后门诊复查评估疗效，决定是否行下一次介入化疗。

胰腺癌经动脉灌注化疗药物：经腹腔动脉，肝总动脉、脾动脉、肠系膜动脉造影显示病变情况后，经肿瘤供血动脉灌注化疗药物。

胰腺癌合并肝转移者：肝动脉造影显示肝内转移灶，经肝动脉灌注化疗药物，注入碘油、明胶海绵颗粒、微球等栓塞剂阻断肿瘤血供，使转移灶缩小或消失。

240. 胰腺癌的介入性化疗有哪些优势？

①正疗效高：在癌灶区域可达到较高的化疗药物浓度，其药物浓度是全身静脉化疗时的 10～16 倍。②毒副作用小：局部动脉灌注化疗药物全身毒副作用小。③提高生存质量：对于不能手术切除胰腺癌的患者，经动脉灌注化疗药物可延长生存期，改善疼痛等不适症状。对于手术切除后胰腺癌患者，经动脉灌注化疗药物可杀死微小转移灶及亚临床病灶，控制肿瘤的复发及转移。术前动脉灌注化疗药物对局部晚期胰腺癌有降期作用，可提高手术切除率。

241. 介入性化疗治疗胰腺癌的疗效如何？

胰腺癌介入性化疗有较好的疗效。首先对于可手术切除的胰腺癌患者，做胰腺癌根治性手术切除后，辅以介入化疗，可明显提高生存率，降低肝转移的发生率。其次对于不能手术切除的胰腺癌患者，介入化疗在一定时期内可控制肿瘤生长，延长生存时间，缓解疼痛等症状。

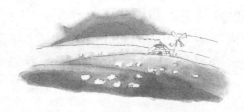

242. 胰腺癌患者的全身化疗和介入化疗有什么不同？介入化疗能替代全身化疗吗？

胰腺癌全身化疗和介入化疗的不同在于：用药途径不同，前者为经外周静脉，后者为经股动脉用药；用药间隔时间不同，前者常为 14~21 天，后者为一个月；化疗药的选择常不同，通常全身化疗选择化疗药的范围更大。

鉴于全身化疗和介入化疗的不同，其作用和疗效差异也较大，所以胰腺癌患者介入化疗不能替代全身化疗。

243. 什么是梗阻性黄疸的胆管支架植入？

胰腺癌可压迫胆总管，胆汁排泄受阻，引起梗阻性黄疸，表现为皮肤、巩膜黄染，皮肤瘙痒，尿黄，大便颜色变白。黄疸可为患者的首发症状，对患者危害极大。黄疸后可到介入科就诊，进行经皮穿肝引流术及胆管支架植入术，缓解患者黄疸症状。在介入治疗进行经皮穿肝引流术，引流胆汁几天后，在胆管狭窄部位植入支架，并用球囊扩张导管进行扩张，再继续引流几天，黄疸明显改善后拔管，患者可出院或去其他临床科室行下一步治疗。

244. 什么是胰腺癌消化道梗阻的支架植入？

晚期胰腺癌可合并十二指肠狭窄或梗阻，由于其直接引起患者进食障碍，造成电解质丢失，进而加速患者死亡。传统的外科姑息性手术方法，风险大且损伤大，静脉营养患者生活质量不高，此时应用十二指肠支架植入，损伤小且见效快，改善胰腺癌消化道梗阻症状，使患者有好的生活质量。

245. 介入治疗有危险吗？常见的并发症有哪些？

胰腺癌介入治疗安全有效。

常见的并发症有栓塞后综合征，即疼痛、恶心、呕吐、发热等症状，对症处理 3~7 天后以上症状多能缓解。发生此并发症的机率很低。

其他可能发生的并发症有：局部血肿与出血。造影剂**过敏反应**：轻者表现为荨麻疹、恶心、呕吐等症状，给予抗过敏处理后即能缓解；重者表现为喉头水肿、心律失常、心跳骤停、休克等，其发生率很低，但发生突然且危及生命，须医护人员全力抢救。化疗药物的毒副作用：**骨髓抑制**、肝肾功能损害等。处理措施为严密观察患者血白细胞、血小板及肝肾功能，及时给予升血治疗、保护肝肾功能等治疗。肝功能衰竭：胰腺癌合并多发、巨大肝转移者，经肝动脉灌注化疗药物后，术后有发生肝功能衰竭的风险，发生率低，但后果严重。肺栓塞：患者介入治疗中或介入治疗后短期突发呼吸困难，吸氧后氧浓度仍然较低，急查胸片显示肺栓塞征象，肺栓塞发生率低，一旦发生，死亡率很高。

246. 什么叫肿瘤栓塞后综合征？

肿瘤栓塞后综合征是指肿瘤栓塞后出现的恶心、呕吐、疼痛与发热。这是机体对栓塞后的反应，常在栓塞后 12~96 小时消失，通常不需要特殊处理，症状重者通过对症治疗，如止吐、止痛、物理降温等治疗可缓解。

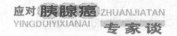
247. 经动脉栓塞治疗肿瘤术后为什么会出现发热?

发热大多是由于化疗药或栓塞剂注入肿瘤组织使瘤组织坏死,机体吸收坏死组织所致。一般在术后 1~3 天内出现,体温通常在 38℃左右,经过对症处理后在 7~14 天可消退。

248. 如何处理经动脉栓塞治疗肿瘤术后的发热?

如果发热不明显或轻度发热通常不需要治疗。当体温超过38.5℃时,应嘱患者卧床休息,保持室内空气流通,并给予清淡、易消化的高热量、高蛋白、含丰富维生素的流食或半流质饮食。鼓励患者多饮水,选择不同的物理降温法,如冰敷、温水或酒精擦浴,若无效则按医嘱使用解热镇痛药。患者高热时应保持口腔清洁,注意保暖,出汗后及时更换衣服,不要盖过厚的被子,以免影响机体散热。

249. 动脉栓塞治疗肿瘤后为什么会出现疼痛?

动脉栓塞治疗肿瘤后有时会出现疼痛,这是由于注入动脉栓塞物质或化疗药物后使肿瘤组织缺血、水肿、坏死导致不同程度的手术后暂时性疼痛,这是介入治疗后的常见反应。疼痛轻者可通过放松心情及深呼吸,分散对疼痛的注意力来缓解,采取舒适体位也可能会有所帮助;疼痛严重者,应与护士或医生联系给予止痛药物治疗。

温热类食物有牛肉、羊肉、鸡肉、虾肉、蛇肉、黄豆、蚕豆、葱、姜、蒜、韭菜、香菜、胡椒、红糖、羊乳等。

凉性食物有猪肉、鳖肉、鸭肉、鹅肉、菠菜、白菜、芹菜、竹笋、黄瓜、苦瓜、冬瓜、茄子、西瓜、梨、柿子、绿豆、蜂蜜、小米等。

药粥是食疗的重要方法之一，简便易行，效果卓著。常选用粳米或糯米为原料，二者具有健脾益气、滋补后天的作用，常常与山药、龙眼、大枣、莲子、薏米等可食用的中药同煮成粥，不仅增加补养脾胃的功效，而且能够增添药粥的色、形、味。气虚者，可以选用党参、黄芪、茯苓、薏米、大枣、莲子等药物；阴虚者，可以选择太子参、石斛、枸杞、百合、荸荠等药物；胃热者可以选用竹叶、生地、麦冬、白茅根等药物。

283. 肿瘤患者，放化疗后练习气功是否有益？

气功是具有广泛群众基础的养生保健锻炼方法，也是传统中医药学的重要组成部分。功法强调练习时要充分放松身体和情绪，注重呼吸、意识的调整，与身体活动保持协调，有利于调节生理功能、减轻心理压力，这一点对于肿瘤患者的治疗康复来说是有益的。需要特别注意的是，要在各类气功中正确选择动作幅度较小、难度不大的，切忌练习体力要求较高、动作繁复的，以免加重身体负担。选择何种气功，练习多长时间，一定要根据患者的疾病状况以及对身体起到的作用来确定。

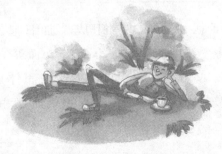

284. 冬虫夏草、海参等营养品对肿瘤患者有益吗？

冬虫夏草作为一种传统的名贵滋补中药材，既不是虫也不是草，虫草体外提取物具有明确的抑制、杀伤肿瘤细胞的作用。中医认为冬虫夏草性味甘、温，归肺、肾经，既能补虚损、益精气，又能平喘止血化痰。冬虫夏草药用价值很高，具有阴阳双补的特点，尤其擅长补益肺、肾两脏，药性较平和，除了感冒、有实热等情况外，普通人群多数都可服用，且全年均可服用，以冬季最佳。传统服用方法是煎煮内服，可以入丸、散，或研末食用，也可以泡酒、煲汤、煮粥服用。需要强调的是，无论哪种方法均应连渣服用，最大程度保证有效吸收。海参是常用的食疗补品，主要作用是益精养血、补虚损，常常被当做术后、产后、久病等身体虚弱者的营养品使用，其营养价值较高，也具有一定的药用价值，肿瘤患者可以服用，但不建议大量、长期服用。肿瘤患者在保证正常饮食的情况下，间断服用海参即可。需要注意的是，急性肠炎、感冒、平时大便溏泻者不适宜食用海参，避免加重病情或者使疾病迁延不愈。

（八）与输血相关的问题

285. 正常人血液由哪些成分组成？

血液是由血细胞和血浆共同组成。血细胞占血液的 40%～45%，包括红细胞、白细胞和血小板等。血浆占血液的 55%～60%，其中 91%～92% 是水分，8%～9% 是固体成分，主要为各种蛋白以及电解质和激素等。正常人的总血量占体重 7%～8%，或相当于每公斤体重 70～80ml。血液的主要功能包括运送（运送氧气、营养物质及代谢废物）；防御与免疫（杀灭病原体，排斥异物）；参与调节体温和维持酸碱平衡等。

286. 什么是全血？

全血就是采用特定的方法将符合要求的献血者体内一定量外周静脉血采集至塑料血袋内，与一定量的保养液混合而成的血液制剂。保存期一般为 35 天，适用于贫血且需要补充血容量的患者。

287. 什么是成分血？

成分血就是在一定的条件下，采用特定的方法将全血中一种或多种血液成分分离出而制成的血液制剂与单采成分血的统称。红细胞成分血是以全血内红细胞为主要组分的一类成分血，包括浓缩红细胞、悬浮红细胞、去白细胞红细胞、洗涤红细胞、冰冻红细胞等。血浆成分包括新鲜冰冻血浆、病毒灭活新鲜冰冻血浆、冰冻血浆、病毒灭活冰冻血浆及冷沉淀等。血小板成分有浓缩血小板、单采血小板、去白细胞单采血小板。单采成分血是使用血细胞分离机将符合要求的献血者血液中一种或几种血液成分采集出而制成的一类成分血。

288. 肿瘤患者何时需要输注红细胞？

世界卫生组织（WHO）和美国国家癌症研究所（NCI）根据患者血红蛋白（Hb）水平将贫血分为四级，国内也有相应的贫血分级标准。

肿瘤患者贫血分级

贫血等级	WHO（Hb, g/L）	NCI（Hb, g/L）	国内（Hb, g/L）
0	≥110	≥正常值*	≥正常值*
1	95～109	100～正常值*	91～正常值*
2	80～94	80～99	61～90
3	65～79	65～79	31～60
4	<65	<65	<30

注：* 男性>120g/L，女性>110g/L

肿瘤患者贫血大多是由于长期消耗、慢性失血以及放化疗等治疗对骨髓造血功能的抑制所引起。当患者 Hb>100g/L，不建议输血。当患者 Hb 在 60～100g/L 之间，由临床医生根据需要决定，不伴有濒危状况或特定治疗需要时，建议暂不输血，如患者需接受手术或放化疗，则可适当输注红细胞并联合药物治疗。当患者 Hb<60g/L，建议输注红细胞以改善患者贫血或缓解濒危状况。

289. 肿瘤患者何时需要输注血小板？

肿瘤患者由于自身体质的变化以及化疗、放疗等影响容易发生血小板数量的减少，输注血小板是重要的支持治疗，尤其是造血功能差的患者，往往需多次输注以维持体内血小板的数量。虽然在身体有明显的出血倾向之前预防性输注血小板已很普遍，但至今仍无权威的研究表明预防性输注就一定比有了出血症状后再输（治疗性输注）效果好。我国《临床输血技术规范》建议手术及创伤的患者输注血小板阈值为 50×10^9/L，血小板在

（50~100）×10^9/L 之间者，应根据是否有自发性出血或伤口渗血决定；对于内科患者，如血小板>50×10^9/L，一般不需输注，（10~50）×10^9/L 之间的患者根据临床出血情况决定，如血小板<5×10^9/L，则应立即输注血小板以防止出血。

英国血液学标准委员会发布的血小板输注指南中建议腰椎穿刺、硬膜外麻醉、组织**活检**、剖腹手术或相似的操作，血小板应提高至 50×10^9/L 以上；对于慢性稳定型血小板减少症，血小板可持续低于 10×10^9/L 而不发生严重出血，为避免血小板输血无效以及其他并发症，这类患者不推荐长期预防性输注血小板。肿瘤患者如没有败血症、凝血异常等情况则大多属于此类。

290. 肿瘤患者何时需要输注新鲜冰冻血浆？

新鲜冰冻血浆的主要作用为补充凝血因子，同时可扩充血容量。我国《临床输血技术规范》规定其主要适用于凝血因子缺乏或大面积创伤、烧伤的患者。肿瘤患者如有上述情况则建议输注。

291. 肿瘤患者输血有哪些风险？

输血治疗存在一定风险，主要包括：①溶血反应；②非溶血性发热反应；③**过敏**反应；④感染病毒性肝炎、艾滋病、梅毒等；⑤感染巨细胞病毒、EB 病毒、疟疾等；⑥输血相关移植物抗宿主病；⑦输血相关急性肺损伤；⑧循环负荷过重；⑨血液输注无效等。另外，肿瘤患者输注红细胞可能对机体的免疫系统产生一定抑制，从而加速肿瘤的复发与转移。

292. 肿瘤患者输血会促进肿瘤的复发吗？

输血会促进肿瘤复发。自 1982 年 Burrows 等首先报告结直肠癌围术期接受异体血输注的患者 5 年生存率明显低于未输血患者以来。至今已有大量的研究表明输血会促进肿瘤复发，降低肿瘤患者的长期生存率。围术期输血可以抑制患者的特异性和非特异性免疫，导致肿瘤细胞发生**免疫逃逸**，增加肿瘤术后的复发率。输血引起免疫抑制的确切机制较为复杂，目前还有待进一步研究。可能与单核-巨噬细胞降低，T 淋巴细胞及其他亚群的改变，细胞因子的作用以及白细胞碎片和血浆产物所致的免疫功能抑制有关。因此，肿瘤患者的输血决定需要在充分的权衡利弊后作出。在技术条件成熟的医院，对于未发生转移的早期肿瘤患者，如患者身体情况允许，可首先考虑自身输血。

293. 什么是自身输血？

自身输血是相对于异体输血而言的，即患者接受的血液来自于自身而非他人。自身输血有三种方式：①贮存式自身输血指术前一定时间采集患者自身的血液进行保存，在手术期间输给患者；②急性等容性血液稀释一般是在麻醉后、手术主要步骤开始前，抽取患者一定量自身血液在室温下保存备用，同时输入替代液（如盐水）使血液适度稀释，使手术中血液的有形成分丢失减少，然后根据术中失血情况将自身血液回输到患者体内；③回收式自身输血指用血液回收装置，将患者体腔积血、手术失血及术后引流血液进行回收、抗凝、滤过、洗涤等处理，然后回输给患者，血液回收必须采用合格的设备，回收处理的血液必须达到一定的质量标准。

294. 哪些患者适合自身输血？

并不是所有的患者都适合自身输血，自身输血有其**适应证**。①只要患者身体一般情况好，无心脑血管疾病，血红蛋白>110g/L或红细胞压积>0.33，行择期手术，本人签字同意后都可进行贮存式自身输血或者急性等容性血液稀释，但后者必须在术中密切监测血压、脉搏、血氧饱和度、红细胞压积和尿量的变化；②回收式自身输血要求较为严格，以下情况不能进行血液回收：血液流出血管外超过 6 小时；怀疑流出的血液被细菌、粪便、羊水或消毒液污染；怀疑流出的血液含有癌细胞；流出的血液严重溶血。

295. 输亲属的血最安全吗？

一般情况下，不提倡输注亲属血液，因为输注亲属血液发生移植物抗宿主反应的机率远高于输注非亲属血液，因此输亲属血并不是最安全的。如果在某些情况下，非常需要输注亲属血液时，建议亲属血液经辐照处理后输注。

（九）与营养相关的问题

296. 营养支持有什么作用？

营养支持是综合治疗不可缺少的部分。根据疾病的病理生理特点，给患者制订各种营养支持方式，以达到辅助治疗和辅助诊断的目的，以增强机体抵抗力，促进组织恢复，改善代谢功能，纠正营养缺乏。营养支持分为饮食营养和肠内、肠外营养。

297. 肠内营养和肠外营养有什么不同，哪种方法营养好？

肠内营养系采用经口、鼻饲等方式经过胃肠消化吸收获得人体需要的营养物质。肠外营养也称静脉营养，系指经静脉将营养素输入人体内。能输入人体内的营养素有葡萄糖、氨基酸、蛋白质水解物、矿物质、微量元素、维生素和脂类等。

只要患者能进食，应尽量采用肠内营养方式给予营养。肠内营养方法完全符合机体生理消化过程。肠外营养尽管补充了营养以满足机体生理需求，但长期使用肠外营养，会造成**肠屏障功能低下**，导致感染等并发症发生。

298. 肠内营养输注方式有哪些？肠外营养输注方式有哪些？

（1）肠内营养可以经过口服、鼻饲和胃、肠造瘘方式给予。

（2）肠外营养是经静脉输注给予人体需要的营养物质，分为经外周静脉的肠外营养途径、经中心静脉的肠外营养途径、经中心静脉置管皮下埋置导管输液途径。

营养的输注可分为周围静脉置管与中心静脉置管两种途径。中心静脉置管又分为经外周穿刺置入中心静脉导管、直接经皮穿刺中心静脉置管、隧道式中心静脉置管三种方式。

299. 摄入营养素的高低与肿瘤的发生有关吗？

摄入营养素高或低都与肿瘤的发生有关，所以需要均衡的膳食。那么营养素的高或低都与哪些肿瘤的发生有关？

（1）高能量饮食可致肠癌、乳腺癌、肝癌、胆囊癌、胰腺癌、肾癌和子宫癌发生率增高。

（2）高蛋白饮食可使淋巴瘤发生增多，低蛋白饮食使肝癌、食管癌发病率增高，而乳腺癌发生率降低。

（3）高脂肪饮食可致乳腺癌、肠癌、前列腺癌发生率增高，低脂肪饮食使宫颈癌、子宫癌、食管癌和胃癌发生率增高。

（4）食用过少食物纤维可致大肠癌发生率增高，食用过多食物纤维可致胃癌和食管癌发生率增高。

（5）大量饮酒可使肝癌、口腔癌、喉癌、食管癌、乳腺癌、甲状腺癌、皮肤癌等癌症发生。

（6）维生素 A 缺乏可使口腔黏膜肿瘤、皮肤乳头状瘤、颌下腺癌发生机率增加。

（7）维生素 B_1 和维生素 B_2 缺乏可致肝癌发生率高。

（8）维生素 B_{12} 缺乏可致胃癌和白血病发生增多。

（9）维生素 C 高摄入可降低胃癌、口咽部肿瘤、食管癌、肺癌、胰腺癌和宫颈癌的发生。

（10）维生素 E 缺乏会导致肺癌、乳腺癌和子宫颈癌发生增加。

（11）碘缺乏可致甲状腺癌和甲状旁腺癌发生增加。

（12）硒食入缺少可致乳腺癌、卵巢癌、前列腺癌、白血病、胃肠肿瘤和泌尿系统肿瘤发生机率高。

（13）高钙高维生素 D 可使结直肠癌发生率降低。

（14）铁缺乏可致胃肠道肿瘤发生增加。

（15）锌缺乏可使肺癌、食管癌、胃癌、肝癌、膀胱癌和白血病发生机率增加。

300. 肿瘤患者营养不良常见症状有哪些？如何解决？

肿瘤患者营养不良最常见症状是厌食，还有味觉迟钝、口干、吞咽困难、腹胀、便秘、腹泻、食管炎和肿瘤恶病质状态。

厌食可通过心理调整和改进食物加工方法来减轻症状。

味觉迟钝可少量多餐，多食水果蔬菜，增加食物色泽和香味。

吞咽困难者，如症状不严重，可进软食，但不要进流食，以免造成**误吸**。症状严重者，可采用管饲或肠外营养。

出现腹胀，可少食多餐，餐后多活动，避免食产气食物。

便秘是由于食入膳食纤维少，活动减少和使用麻醉药品，应多食纤维类水果蔬菜。

腹泻是由化疗、腹部放疗或肠道手术所致。应调整饮食，少食刺激性食物。

恶病质是肿瘤晚期表现，应改善患者营养方式，提高生活质量。

（十）正在探讨的其他治疗方法及有关报道

301. 我们为什么需要新药？

"有病吃药"这是我们常说的一句话，而且"对症下药"病才有可能治好。但是在癌症治疗的过程中，即使是"对症下药"

了，病还不一定能治好。因为癌细胞太顽皮、太狡猾了，它们适应环境的能力非常强。癌细胞是从患者身体中叛变出来的敌人，会根据曾经杀伤它的各种手段来改变自己，使自己不被再次攻击，这也就是医生常说的"耐药"。

新药就是以前没有用过的药，癌细胞还不认识它们。我们要不断研制新药来杀死癌细胞，直到把它们从身体中彻底消灭，患者才得以健康生存。

302. 什么是靶点药物的研究？

随着人类对癌症认识的不断深入，我们已经找到了许多办法来对抗肿瘤。抗癌药有的是依据细胞周期杀死癌细胞，有的从代谢途径抑制癌细胞，有的会阻断肿瘤细胞的信号传导或阻断癌细胞的营养供给，还有联合使用各种抗癌药来剿灭肿瘤。遗憾的是癌细胞还会产生耐药。近年来，科学家们不断发现在癌细胞生长、扩散过程中新的目标点，即靶点。专家们针对这些靶点研制靶向药物，希望这些药物能够准确杀伤癌细胞，随着我们对癌症认识的增加，会有更多新药被研发出来用于治疗肿瘤！

303. 什么是抗肿瘤新药临床试验研究？

对于任何一种药物，我们都要了解对其最重要的安全性和有效性，在临床使用时才有把握。怎么才能了解药物是否安全和有效呢？就必须要通过这个药物的临床试验研究。药物的临床研究项目越多，研究结果越丰富，对我们了解这些药物就越有利。这也就是说，每个药品都是经过"考试"合格后才能够进入临床使用的，因此临床试验研究是每个在市场出售的药品必须经过的一关。

抗肿瘤药物都必须要经肿瘤患者的试用。一种全新的抗肿瘤药需要进行二十项左右的临床前研究，在进入人体临床试验之前，要先在动物体内进行各种药物代谢、毒理方面的研究，然后才能在人体上经过Ⅰ～Ⅲ期的临床试验。如果临床研究结果证明该药是安全、有效的，它才能走向市场，为其他患者使用。

304. 抗肿瘤新药是怎么研发出来的?

新药的研发需要一个十分复杂的过程，但简单来说可以分成临床前研究和临床研究。临床前研究包括从药物筛选开始到进行各种动物实验，一般要进行药理实验、急性毒性实验、长期毒性实验、**药代动力学**实验、致畸实验、致癌实验、过敏实验等，能够在动物体内得到的试验数据都会在实施人体试验前完成。这些动物实验不仅在小动物（比如小鼠、大鼠）身上做，还要在大动物（比如比格犬、恒河猴等）身上做。动物实验资料要送到国家食品药品监督管理部门，经过严格的审批后才可能得到进入临床研究的批文。从药物筛选到进入临床研究只有百分之几的成功率，仿制药或改良的药物成功率会高一些，但会受到知识产权方面的限制。

在我国进入临床试验的新药都必须有国家药监部门正式批准，文件号可以通过正常途径查到，临床实验在与患者签署的知情同意书中一般都要注明这个批文号，以证明这项试验的合法性。一种新药需要进行三个期别（Ⅰ、Ⅱ、Ⅲ期）的多项临床研究，这期间一般需要500位以上的患者参与临床试用。

305. 什么是Ⅰ期临床试验？

Ⅰ期临床试验是检验新药对正常健康人及患者是否有毒性或其他害处的临床试验；包括初步的临床药理学研究、人体安全性评价试验及**药代动力学**试验，为制订给药方案提供依据。人体安全性评价通过耐受性试验来完成，主要目的是初步了解试验药物对人体的安全性情况，观察人体对试验药物的耐受及不良反应。**药代动力学**试验是要了解人体对试验药物的吸收、分布、代谢、消除等情况。

306. 什么是Ⅱ期临床试验？

Ⅱ期临床试验是检验新药是否有效力的临床试验。其目的是初步评价试验药物对目标**适应证**患者的治疗作用和安全性，也包括为Ⅲ期临床试验研究设计和给药剂量方案的确定提供依据。Ⅱ期临床试验为多数会做两组人群对照的试验，即参加试验的人群分为试验药组与对照药组或安慰剂组，两组对照来确定试验药的疗效。但有的Ⅱ期试验也会只设一个试验组，单独看这个药物的疗效，然后把这个疗效与已有的资料进行对比，这样的试验设计所需例数比较少。

307. 什么是Ⅲ期临床试验？

Ⅲ期临床试验是检验新药的最适剂量、用法、安全性及治疗作用的确证阶段。其目的是进一步验证药物对目标**适应证**患者的治疗作用和安全性，评价患者受益与风险的关系，最终为药物注册申请的审查提供充分的依据。

308. 什么是Ⅳ期临床试验？

Ⅳ期临床试验为新药上市后由申请人进行的应用研究阶段。其目的是考察在广泛使用条件下的药物的疗效和不良反应、评价在普通或者特殊人群中使用的患者受益与风险关系等。是在药品说明书指导下用药的临床研究，用以补充Ⅱ、Ⅲ期临床研究中未观察到的不良反应，尤其是在老年人、肝肾功能较差患者、心血管疾病患者等特殊人群用药后可能产生的不良反应，而这些人群在前面的临床研究中都是被排除的。

309. 放射性核素能治疗肿瘤吗？

放射性核素治疗是将带有射线的放射性药物通过肿瘤患者口服或静脉注射等方法进入人体内后，放射性药物能随血液到达肿瘤部位，对肿瘤细胞放出射线，其射线像"导弹"一样，能瞄准肿瘤细胞射击，最后抑制或摧毁肿瘤细胞，从而达到治疗肿瘤的目的。故放射性核素治疗属于内照射治疗，而我们通常所说的放疗属于外照射治疗。

310. 应用放射性核素治疗安全吗？

放射性核素所发射出来的射线对肿瘤细胞具有杀伤力，能有效地破坏病变组织，达到治疗目的。放射性核素治疗的靶向性很好，主要集中在病变部位照射，在组织中仅能穿行几毫米，对周围的正常组织影响小。只要是采用规范化治疗方案与剂量，放射性核素治疗是安全、可靠的。

311. 放射性核素治疗骨转移的效果如何?

放射性核素治疗骨转移是利用放射性核素所发出的射线,对骨转移灶进行照射,达到治疗的目的,是一种内照射治疗,可以缓解疼痛、减轻症状、提高患者的生存质量,小部分患者能达到骨病灶好转或消失,甚至延长生命。总的来说,前列腺癌及乳腺癌骨转移的放射性核素治疗疗效比其他肿瘤骨转移效果好,止痛效果可达80%以上。

312. 临床上常用什么放射性药物治疗骨转移?

目前在我国治疗骨转移所用的放射性药物主要有两种,一种是长效的放射性治疗药物二氯化锶($^{89}SrCl_2$),用于骨转移早期、骨髓储备能力正常的患者。另一种是短效的放射性治疗药物^{153}钐-乙二胺四甲撑磷酸(^{153}Sm-EDTMP),用于骨转移进展期、骨痛严重、骨髓储备不足的患者。

313. 放射性核素治疗骨转移有哪些常见的副作用?

放射性核素治疗骨转移最常见的副作用是**骨髓抑制**,表现为白细胞、血小板或血红蛋白降低。治疗后**骨髓抑制**发生率为20%~50%,但可以恢复,一般在12周内即可恢复到治疗前水平。

5%~10%的人出现**反跳痛**,即给予骨核素治疗后患者出现短暂的疼痛加重,一般发生在给药后5~10天,持续2~4天,对症止痛治疗能好转。

314. 什么是胰腺癌的^{125}I粒子植入治疗？

肿瘤内植入放射性粒子，发挥其低剂量率连续照射的特性，从而提高肿瘤的照射剂量、增加肿瘤的局部控制率，为肿瘤局部治疗有效的手段。^{125}I粒子的半衰期为59.4天、半衰期长、保存期相对较长、便于运输，利于临床应用。^{125}I产生的γ射线虽然能量不大，但可持续杀伤各期肿瘤细胞。放射性粒子植入使肿瘤得到足量治疗剂量的同时，由于其放射距离短（1.7cm），对邻近正常组织放射损伤少，增加了肿瘤治疗效果、减轻了毗邻组织的副损伤。^{125}I粒子植入可控制胰腺癌局部进展、减缓肿瘤的生长速度，副作用小、保护周围组织的功能。使用粒子治疗局部进展期胰腺癌可以延长生存期且对晚期胰腺癌的疼痛有较好的控制作用。放射性粒子植入对家属和陪护人员安全无影响。术后第一天体表（约距植入源10cm）测放射强度最大值为2.2mrad/h，术后14天为0.15~2.1mrad/h、平均1.5mrad/h，之后渐渐衰减。经体表可测得放射性最长持续时间是术后4个月，约两个半衰期。在此剂量内，对正常人不会产生不良影响。

315. 什么是胰腺癌的间质化疗？

间质化疗是将抗肿瘤药物制备成具有缓释特性的剂型，经不同的方式植入或注入肿瘤组织、瘤周组织的间质或瘤床，使药物缓慢释放，以维持局部组织持续高效的药物浓度，降低全身毒副作用。间质化疗可以使化疗药物主要分布在局部组织，而在血浆中的累积量小，并且作用时间延长，从而使疗效提高、毒性降低。胰腺癌为乏血供肿瘤，肿瘤间质压力高、肿瘤组织被包埋在

250. 如何护理接受介入治疗的胰腺癌患者？

针对胰腺癌疾病的特点及经动脉介入治疗的特点，应注重胰腺癌患者介入治疗前后的护理。

介入治疗前的护理：应全面了解患者的病情及心理，解除心理压力，增强介入治疗的信心，积极配合治疗。术前准备：协助完善各项实验室检查（血常规、生化、凝血、病毒、肿瘤标志物）；会阴部**备皮**；抗生素过敏试验、留置外周静脉套管针；术前4小时禁食，可少量饮水。

介入治疗后的护理：**生命体征**的护理：密切观察患者呼吸、脉搏、血压、体温等**生命体征**的变化；穿刺点护理：介入治疗后轻压穿刺点上方绷带卷1~2小时，术肢伸直6小时，平卧24小时，观察伤口有无渗血、渗液，触摸足背动脉搏动，观察下肢皮肤颜色及温度；术后不良反应的护理：腹部疼痛按照三阶梯止痛原则给予阿司匹林、泰勒宁、奥施康定、吗啡等止痛药物；恶心呕吐者给予甲氧氯普胺（俗称胃复安）肌注，同时观察呕吐物的颜色，有无血性液体；发热超过38.5℃给予吲哚美辛（消炎痛）栓塞肛，低于38.5℃物理降温即可；饮食护理：术后1天进食半流质饮食、逐步过渡到普食，应进食少脂、优质蛋白、易消化的食物，多食新鲜水果有机蔬菜，少食多餐。

（五）射频治疗

251. 什么是射频治疗？

肿瘤的射频消融治疗是将高频交变电流导入肿瘤组织内，在射频电极周围组织形成局部80~100℃的高温，使蛋白质变性产生凝固性坏死，达到灭活肿瘤的目的，同时可使肿瘤周围血管组织凝固，防止肿瘤细胞的转移。治疗后的坏死物质吸收后还可激发机体的抗肿瘤免疫。射频消融对实体瘤的治疗已经取得良好疗效，广泛应用于肝癌、肝转移瘤、肺癌等。

252. 射频可以治疗胰腺癌吗？

射频治疗适用于不能手术切除的中晚期胰腺癌，是为失去根治性手术机会的患者提供的新的治疗手段，可延缓肿瘤的生长，提高患者的生活质量。

由于胰腺癌在解剖学、肿瘤生物学等方面的特性，射频治疗胰腺癌的并发症高于肝脏肿瘤。在解剖上，胰腺癌灶周围有胆总管、门静脉、十二指肠、胃等，射频治疗可能对其造成热损伤；在肿瘤生物学特性上，胰腺癌弥漫性生长，侵犯肠系膜上动、静脉等血管，射频治疗常不彻底。

胰腺癌射频治疗积累的病例数较少，选择胰腺癌射频治疗时应充分进行风险和收益的评估。

253. 胰腺癌患者什么情况下可以做射频治疗？

胰腺癌射频消融的目的是使肿瘤组织坏死而减少肿瘤负荷，减轻癌性疼痛。治疗患者为有明确病理诊断的晚期胰腺癌患者，肿瘤侵犯周围血管者，如肠系膜上动脉、腹腔干、门静脉等血管，或有远处转移者。胰腺癌射频治疗，常需开腹直视下治疗，并辅以术中超声。射频消融作为不能手术切除胰腺癌的新型治疗方法，为患者带来新的希望。目前国内外尚无大量病例报道，治疗的效果和相关技术指标等尚须进一步研究。

（六）癌痛治疗

254. 什么是癌性疼痛？

癌性疼痛是由于肿瘤在局部或转移部位侵犯或压迫神经纤维所造成的疼痛。癌性疼痛是肿瘤发生发展中的并发症状，疼痛的性质及范围取决于肿瘤生长的部位及对周围神经侵犯的程度。

255. 疼痛分几级？

疼痛是一种令人不快的主观感受，为了能够客观地评价疼痛的程度、合理的选择止痛药物治疗及评价止痛效果，医学上制订了多种评价疼痛程度的方法，以下三种是目前世界范围内通用的评估标准。

（1）数字分级法：使用疼痛程度数字评估量表。疼痛程度分为：轻度疼痛（1~3），中度疼痛（4~6），重度疼痛（7~10）。

（2）面部表情疼痛评分量表法：参照面部表情疼痛评分量表，此表用于表达困难的患者，如儿童、老年人以及存在语言或文化差异或其他交流障碍的患者。

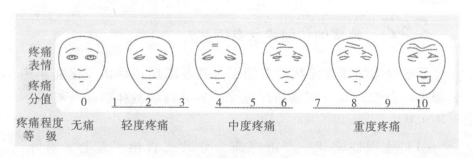

面部表情疼痛分级量表

（3）主诉疼痛程度分级法：根据患者对疼痛的主诉，将疼痛程度分为：

轻度疼痛：有疼痛但可忍受，生活正常，睡眠无干扰。

中度疼痛：疼痛明显，不能忍受，要求服用止痛药物，睡眠受干扰。

重度疼痛：疼痛剧烈，不能忍受，需用止痛药物，睡眠受严重干扰，可伴自主神经紊乱或被动体位（指不能依靠自身的力量来调整或变换肢体的位置，处于一种固定而不适的状态）。

256. 如何向医生描述疼痛？

首先应该向医生准确描述疼痛的部位：哪里感到疼痛？哪里疼痛最明显？是否伴随其他部位的疼痛？疼痛部位是否游移不定？其次要告诉医生疼痛发作的特点：是持续痛还是间歇痛？什么因素使疼痛加剧或缓解？一天中什么时间感到最痛？如果是间歇痛多长时间发作一次？最后要向医生描述患者感受的疼痛程度：是轻度、中度还是重度痛？

特别要注意的是，对疼痛程度的诊断应该是依据患者所表述的感觉，而不是医生认为"应该是怎样的程度"。所以正确向医生描述患者的疼痛可以帮助医生对患者进行有效地治疗。

257. 疼痛的伴随症状有哪些？

了解疼痛的伴随症状可有助于患者及家属正确认识疼痛给患者带来的危害，及时正确治疗疼痛。通常疼痛的伴随症状有以下三个方面：

（1）生理性症状：严重疼痛会导致患者出现恶心、呕吐、心慌、头昏、四肢发冷、出冷汗、血压下降甚至休克。慢性疼痛会引起患者失眠、便秘、食欲不振，**肢体活动受限**等。

（2）心理变化：顽固性及恶性疼痛会使患者感到忧郁、恐惧、焦躁不安、易怒、绝望等。

（3）行为异常：多见于慢性疼痛的患者。不停地叙说疼痛的体验及对其影响。不断抚摸疼痛部位，甚至以暴力捶打。坐卧不安、尖叫呻吟、伤人、毁物。

258. 世界卫生组织推荐的治疗癌痛三阶梯止痛方案是什么？基本原则是什么？

为了提高癌症患者的生活质量，达到持续止痛的效果，使癌痛患者夜间能够睡觉，白天休息、活动、工作时无痛，世界卫生组织推荐采用三阶梯止痛方案，具体分类如下：

第一阶梯：应用非阿片类药物止痛，加用或不加用辅助药物。

第二阶梯：如果疼痛持续或加剧，在应用非阿片类止痛药基础上加用**弱阿片类药物**和辅助药物。

第三阶梯：强阿片类药物与非阿片类止痛药及辅助药物合用，直到患者获得完全止痛。

如果疼痛仍然持续，应进行神经破坏或介入治疗等有创性治疗。尽量维持无创性给药途径，这种途径简单、方便、安全、费用低。

三阶梯止痛方案的基本原则为：按阶梯给药，无创给药，按时给药，用药个体化，注意具体细节。

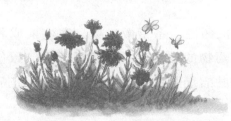

259. 按三阶梯止痛方案常用的止痛药都有哪些？

很多患者不知道自己服用的药物属于哪一个阶梯，按三阶梯止痛方案常用的止痛药有：

第一阶梯：轻度止痛药，以非甾体类药物为主。常用的有阿司匹林、意施丁（消炎痛控释片）、泰诺林（对乙酰氨基酚为主）、百服宁（对乙酰氨基酚为主）、必理通（对乙酰氨基酚）、散利痛（对乙酰氨基酚+咖啡因等）、芬必得（布洛芬）、扶他林（双氯芬酸钠）、凯扶兰（双氯芬酸钾）、奥湿克（双氯芬酸钠+米索前列醇）、奇诺力（舒林酸）、莫比可（美洛昔康）、萘普生、西乐葆等。

第二阶梯：中度止痛药，以**弱阿片类药物**为主。常用的有奇曼丁（盐酸曲马多缓释片）、泰勒宁（氨酚羟考酮）、路盖克（可待因+对乙酰氨基酚）、氨酚待因（可待因+对乙酰氨基酚）、双克因（酒石酸二氢可待因控释片）、泰诺因（可待因+对乙酰氨基酚）、盐酸丁丙诺啡舌下片、强痛定针剂等。

第三阶梯：重度止痛药，为强阿片类药物。常用的有美施康定（硫酸吗啡控释片）、奥施康定（盐酸羟考酮控释片）、多瑞吉（芬太尼透皮贴剂）、盐酸吗啡片剂及针剂、盐酸哌替啶（杜冷丁）片剂及针剂等。

260. 什么是药物的耐药性？止痛药也能产生耐药性吗？

耐药性又称抗药性，系指微生物、寄生虫或肿瘤细胞与药物多次接触后，对药物的敏感性下降甚至消失，致使药物对耐药微生物、寄生虫或肿瘤细胞的疗效降低或无效。止痛药反复使用后也会产生耐药性，其结果导致止痛作用下降，作用时间缩短，有些需要逐渐增加剂量才能维持其止痛效果。

261. 什么是药物的依赖性？止痛药会产生依赖性吗？

药物的依赖性俗称药瘾或瘾癖，它分为精神依赖和躯体依赖两种。

精神依赖或称心理依赖，即通常所说的成瘾性，是指患者对某种药物的特别渴求，服用后在心理上有特殊的满足感。止痛药物容易产生成瘾性，阿片类药物成瘾的特征是持续地、不择手段地渴求使用阿片类药物，主动觅药，目的不是为了止痛，而是为了达到"欣快感"，这种对药物的渴求行为会导致药物的滥用。

躯体依赖是指重复多次的给同一种药物，使其中枢神经系统发生了某种生理或生化方面的变化，致使对某种药物成瘾，也就是说需要某种药物持续存在于体内，否则药瘾大发产生戒断症状。阿片类药物成瘾表现为用药一段时间后，突然停用后出现的流涕、流泪、打哈欠、出汗、腹泻、失眠及焦虑烦躁等一系列不舒服地戒断症状。戒断症状很容易通过逐渐减少用药剂量来避免。

耐药性和躯体依赖性是阿片类药物的正常药理学现象，癌痛患者通常使用的是阿片类药物的控或缓释剂型，极少发生精神（心理）依赖。癌痛患者如发生药物依赖性并不妨碍医生有效地使用此类药物。

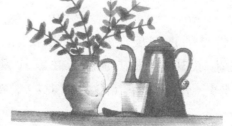

262. 癌痛患者应该什么时候开始止痛治疗？

目前主张，癌症患者一旦出现疼痛就应及早开始止痛治疗，而不必忍受疼痛的折磨。疼痛会影响患者的生活质量，使患者无法正常睡眠、正常工作、正常娱乐等，一部分患者还会出现抑郁、焦虑、消沉等心理障碍。早期的癌痛在疾病未恶化时，及时、按时用药比较容易控制，所需止痛药强度和剂量也最低，还可避免因治疗不及时而最终发展成难治性疼痛。

263. 什么是阿片类止痛药？

阿片类止疼药为一类作用于中枢神经系统，激动或部分激动体内阿片受体，选择性减轻或缓解疼痛，对其他感觉无明显影响，并能保持清醒的一类止痛药物。止痛作用强，还可消除因疼痛引起的情绪反应。阿片类止痛药按药物来源可分为以下三类：

（1）天然的阿片生物碱，如吗啡、可待因。

（2）半合成的衍生物，如双氢可待因。

（3）合成的麻醉性止痛药，如哌替啶（即杜冷丁）、**芬太尼族**、美沙酮等。

264. 阿片类止痛药物的毒副反应有哪些？出现后应立即停药吗？

阿片类药物常见的毒副反应主要为便秘（发生率90%）和恶心、呕吐（发生率30%），其他包括眩晕（发生率6%）、尿潴留（发生率5%）、皮肤瘙痒（发生率1%）、嗜睡及过度镇静

（少见）、躯体和精神依赖（少见）、阿片过量和中毒（少见）、精神错乱及中枢神经毒副反应（罕见）。除便秘以外，其他的毒副反应一般出现在用药初期，数日后患者都会逐渐耐受或自行消失。出现便秘者可采用对症治疗，不影响患者继续用药。在医生正确指导下用药，其他少见和罕见的毒副反应可减少或避免发生，所以患者不必担心阿片类药物会发生严重毒副反应而停药。

265. 癌痛患者在接受其他抗肿瘤治疗的同时可以使用止痛药吗?

许多癌症患者在进行化疗、放疗、手术治疗或其他抗肿瘤治疗的过程中出现疼痛，这些患者通常会担心止痛药会影响抗肿瘤治疗的效果而尽量忍受疼痛。目前的研究显示止痛药对其他抗肿瘤药没有不良影响，良好的止痛可以有助于患者顺利完成其他抗肿瘤治疗。

266. 一旦使用阿片类止痛药就不能停止，需要终身用药吗?

服用阿片类止痛药的癌痛患者接受化疗、放疗、手术治疗或其他抗肿瘤治疗后，肿瘤得到了控制，疼痛明显减轻，止痛药是否可以停止服用？只要疼痛得到满意控制，可以随时安全停用阿片类止痛药。吗啡药日用剂量在 30~60mg 时，突然停药一般不会发生不良反应。长期大剂量用药者，突然停药可能出现戒断综合征。所以长期大剂量用药的患者应在医生指导下逐渐减量停药。

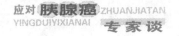

267. 杜冷丁是最安全有效的止痛药吗？

经常有一些患者会对医生说："我痛得很厉害，吃药没用，我要打杜冷丁。"这种观点是错误的，目前，世界卫生组织已不再推荐使用哌替啶（即杜冷丁）作为癌痛患者的止痛药物。哌替啶的止痛作用强度仅为吗啡的1/10，代谢产物具有潜在**神经毒性**及**肾毒性**。此外，哌替啶口服吸收利用率差，多采用肌内注射给药，肌内注射使患者注射局部产生硬结和新的疼痛感，不宜用于慢性癌痛的治疗。

268. 长期服用阿片类止痛药物的患者有最大剂量的限制吗？

阿片类药物是目前发现的止痛作用最强的药物，并且没有"天花板"效应，止痛作用随剂量的增加而增强，因此，并不存在所谓最大或最佳剂量。对个体患者而言，最佳剂量是最有效的止痛作用和可耐受的毒副反应。所以，只要止痛治疗需要，都可以使用最大耐受剂量的阿片类止痛药，以达到缓解疼痛的理想效果。

269. 两个长效阿片类止痛药物能否联合使用？

首先这是不规范用药，没有任何一个权威《癌痛诊治指南》中推荐这样用药。其次，也没有必要这样做，在医生指导下可以通过增加单一阿片类药物的剂量来实现良好的止痛效果。此外，合用长效阿片类药物是有害的，两种长效阿片类药物作用机制相似，药理作用叠加，毒副反应发生的种类有可能会增加，机率会增大，用药剂量不容易掌控，容易过量，一旦过量，出现的毒副反应难以处理。

270. 因特殊原因导致的癌痛如何治疗？

有些晚期癌症患者会因肿瘤进一步恶化而出现脑转移、骨转移、硬膜外脊髓压迫症、肠梗阻、感染性疼痛等，这些患者在止痛治疗的同时还应针对原发病变对因或对症治疗。

271. 癌痛患者如果合并有神经病理性疼痛如何处理？

神经病理性疼痛是由于神经系统损伤或者受到肿瘤压迫或浸润所致的一种难治性疼痛。患者在服用阿片类止痛药的同时应根据疼痛的不同表现联合应用其他辅助药物。表现为烧灼样疼痛的患者应加服三环类抗抑郁药，如阿米替林、多虑平等。表现为电击样疼痛的患者应加服抗惊厥药，如加巴喷丁、卡马西平等。

272. 口服阿片类控释片疼痛趋于稳定，但有时会出现突发性疼痛怎么办？

突发性疼痛也叫暴发性痛，是指在持续、恰当控制慢性疼痛已经相对稳定基础上突发的剧痛。暴发性癌痛常常为无规律性、散发性、急性发作、持续时间短、瞬间疼痛加剧、强度为中到重度，可以超出患者已控制的慢性癌痛水平。暴发性癌痛可以是与原发性疼痛一致或者感觉完全不同的阵发性疼痛。暴发性癌痛可以由不同诱发因素引起（与肿瘤相关、与治疗相关、伴随的其他疾病），病理生理机制也可能不同（伤害性疼痛、神经源性疼痛、复合性疼痛）。暴发性癌痛可以干扰患者的情绪、日常生活（睡眠、社会活动、生活享受等），对疼痛的总体治疗产生了负面影响。所以，及时治疗暴发性癌痛非常有必要。患者要告诉医生存在的暴发性癌痛而不要因为暴发性癌痛的持续时间短而忍受疼痛。目前，治疗暴发性癌痛的主要方法为在医生的指导下使用合适补救剂量即控释或速释型阿片类药物，并根据暴发痛的原因合理应用辅助药物等。

273. 治疗癌痛除口服止痛药外，还有哪些方法？

癌痛的原因多样，性质复杂，所以癌痛的综合治疗也显得很重要。目前，癌痛治疗中应用的方法很多，除口服止痛药治疗外，还有放射治疗、化学治疗、放射性同位素治疗、神经阻滞、脊髓刺激、射频消融、中医中药辅助治疗及心理治疗等方法。

274. 对癌痛患者进行心理治疗有意义吗？

癌痛的顽固和持续存在，使之比其他任何症状更易引起患者的心理和精神障碍，抑郁、焦虑等不良情绪能明显地加重疼痛的感知和体验，所以在控制癌痛的同时引入心理和精神治疗越来越受到人们的关注。心理治疗是通过宣传教育，医生、患者、家属间的交流，让患者获得有关知识，采用转移注意力、放松训练、精神治疗等方法引导患者正确看待身体的感觉和现实，纠正错误认识，改善或重建对现实问题的看法和认识，改变身体对疼痛的反应，增强患者的治疗信心，对有效地控制癌痛起到很好地辅助作用。

275. 为什么胰腺癌所致的疼痛是所有肿瘤中最剧烈的?

胰腺的生理解剖位置是导致胰腺癌晚期疼痛剧烈的主要原因。胰腺位于腹膜后、脊柱前,周围包绕或毗邻其他内脏、腹膜、血管、神经、胆管等。胰腺癌生长可以导致胆管、胰管狭窄或梗阻,或压迫十二指肠造成梗阻,肿瘤侵犯或压迫周围血管、神经,侵及内脏包膜或腹膜,肿瘤细胞生长过程中产生的一些化学致痛物质,肿瘤生长及外压产生的物理刺激及引起的无菌炎症都可以导致疼痛。肿瘤侵犯腹腔神经丛时,引起上腹部和腰背部疼痛,且疼痛较剧烈难以控制;肿瘤侵及内脏包膜或腹膜引起肚脐周围或全腹痛;肿瘤压迫引起胰管和胆管梗阻时,腹部胀满疼痛。

276. 胰腺癌患者常用的止痛方法有哪些?

胰腺癌的疼痛治疗是多学科协作、多方式联合、个体化综合治疗。止疼药物治疗是胰腺癌疼痛治疗的基础,根据患者的具体情况可以联合应用手术治疗、放疗、化疗、介入治疗、神经阻滞或神经毁损、心理治疗、中医药治疗等。

277. 胰腺癌患者的疼痛可用哪些药物治疗?

胰腺癌疼痛的药物治疗跟其他癌症的药物治疗一样,遵循世界卫生组织三阶梯止痛治疗原则。第一阶梯:轻度疼痛应用最基础的止痛药。第二阶梯:中度疼痛在消炎止痛药的基础上加用弱吗啡类药物。第三阶梯:重度止痛药。同时各阶梯根据患者情况联合应用辅助药物,如睡眠欠佳者睡觉前加用艾司唑仑(舒乐安定），情绪低落者可以用抗抑郁药，适当应用激素类药物可以提高食欲，减轻水肿引起的疼痛等等。骨转移造成的疼痛可以应用骨吸收抑制剂，如帕米磷酸二钠等磷酸盐类药物。

278. 胰腺癌所致疼痛的非药物治疗方法有哪些？

止痛药物治疗是胰腺癌疼痛治疗的基础和主要手段。当药物治疗难以取得理想止痛效果或发生严重不良反应时，可以考虑有创手段控制疼痛。

胰腺癌疼痛治疗的非药物治疗手段包括：经皮或术中注射药物行内脏神经阻滞；立体定位适形放射治疗、术中放疗；介入治疗；心理治疗；针刺止痛治疗。目前国际上最先进的止痛方法是鞘内或硬膜外植入系统止痛。

（七）中医治疗的作用

279. 中医在肿瘤治疗中有哪些优势？

手术、放疗、化疗在中医看来皆是祛邪的手段，这些治疗方法在最大程度地减少肿瘤负荷，杀灭癌细胞的同时，不可避免的会损伤正气，使患者免疫功能受损、抵抗力下降。中医认为恶性肿瘤属于正虚邪实的疾病，治疗过程中强调整体观念、辨证论治，一方面要"扶正"，一方面要"祛邪"，重在扶正固本，兼以祛邪。虽然中医药直接抗癌作用不显著，但能够减轻放、化疗引起的恶心呕吐、食欲减退、乏力、白细胞减少、免疫功能下降等不良反应，改善患者症状、提高生存质量。现代中药药理研究发现许多中药正是通过调节肿瘤患者的机体免疫功能达到抑制肿瘤的目的，特别是补益类及活血类中药。在恶性肿瘤治疗中，中西医各有优势，不能互相替代。

280. 中药有抗癌药物吗？

中医治疗肿瘤的常用药物种类繁多，包括扶正固本、清热凉血、理气解郁、化痰散结、活血化瘀和以毒攻毒等。按照中医传统理论和中药学知识来分析，并没有所谓的专门"抗癌"中药。随着现代中药药理学研究不断深入，逐渐发现一些中药（或者中药单体成分）对癌细胞具有一定的杀伤和抑制作用，也就相应的出现了抗癌中药的说法。这类具有抗癌作用的药物，往往被多数人直观的理解为具有杀伤癌细胞作用的中药，甚至被拿来与化疗药物类比，这种观点并不准确。大家平时所说的抗癌中药，主要是狭义上的抗癌中药，专指以毒攻毒类药物。其实，具有抗癌作用的中药既包括以毒攻毒类药物，也包括扶正固本类药物和各种清热解毒、化痰散结、活血化瘀类药物，这些都属于广义上的抗癌中药。

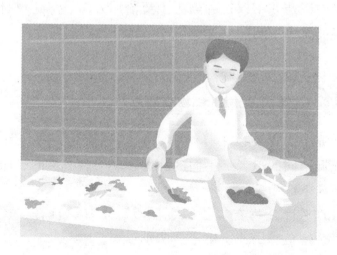

281. 中医药和放化疗能同时进行吗？

许多患者和家属会有这样的疑问：中药与放射治疗或化疗药物会不会有冲突，会不会影响放、化疗的效果，它们能同时进行吗？多年来，大量的临床实践告诉我们，中医药与放化疗之间不会发生冲突，截至目前没有患者因为接受中医药治疗而降低放、化疗效果的确切依据。中医治疗是肿瘤治疗的综合方法之一，适用于肿瘤患者治疗的各阶段。在不同阶段，中医药扮演不同的角色、发挥不同的作用。放化疗期间，西医治疗方法是抗肿瘤治疗的主力军，其治疗本身具有较强的"杀伤力"，不仅能够杀死、抑制肿瘤细胞，对人体正常的细胞也会带来不同程度的损伤，表现为骨髓功能、消化系统、神经系统等方面的不良反应。此时中医治疗处于辅助地位，侧重于为放、化疗"保驾护航"。通过益气扶正、填精养血、调理脾胃等治疗方法，改善或减轻患者乏力、失眠、恶心呕吐、食欲减退、便秘、手足麻木、**骨髓抑制**等不良反应和症状，目的在于使患者的放化疗得以较顺利的进行，这个阶段中医药并不以抗肿瘤为主要治疗方向，不建议过多使用以毒攻毒的抗癌中药。

282. 常用的滋补食物有哪些？

食疗所用的食物以平性居多，温热性次之，寒凉性食物最少。应依据不同的患者、不同的肿瘤、同一肿瘤不同临床分期等在医生指导下应用。

常用的平性食物有赤小豆、黑豆、木耳、百合、莲子、菜花、土豆、鲤鱼、山药、桃子、四季豆等。

致密的供血不良的纤维组织中，加之血胰屏障的作用，常规静脉化疗时，药物难以进入肿瘤内部，效果较差。通过间质化疗，可以将化疗药物直接作用于肿瘤组织内部，在较长时间内缓慢释放，达到控制肿瘤的作用。目前胰腺癌常用的间质化疗药物为5-FU缓释剂，临床效果较好。

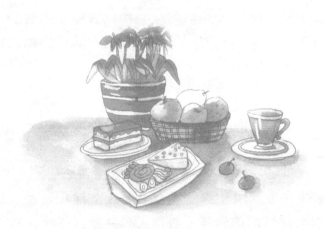

四、复查及预后篇

316. 胰腺癌患者手术后需要复查吗？

胰腺癌作为恶性程度最高的恶性肿瘤之一，发病急、进展快、死亡率高；可切除比率低，临床工作中外科医生很难做到完全切除每一个癌细胞，即使进行了根治性切除，胰腺癌术后复发转移率仍然极高，而且发生时间早；所以胰腺癌术后的患者需要进行定期复查，争取第一时间发现转移复发病灶，以进行进一步的治疗。

317. 胰腺癌患者多长时间复查一次？复查项目有哪些？

临床医生一般要求胰腺癌患者术后 3 个月开始进行复查。胰腺癌术后或治疗后的前两年一般每 3 个月复查一次，2~5 年内每半年复查一次，5 年后每年复查一次。

常规的复查项目包括：血、尿、便常规，血生化，腹部超声、腹部增强 CT、胸片、胰腺癌肿瘤标志物（CA19-9、CEA、CA242 等）；必要时行腹部 MRI，全身 PET-CT 等检查。

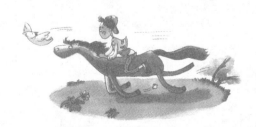

318. 胰腺癌患者每次复查肿瘤标志物总是高于正常，一定是复发转移吗？

一些研究表明，术前肿瘤标志物明显升高的胰腺癌患者术后肿瘤标志物多呈现下降的趋势，并非所有胰腺癌患者术后肿瘤标志物立即下降至正常范围以内。因此，胰腺癌每次复查肿瘤标志物总是高于正常，并非为复发转移的确切证据。但是肿瘤标志物的动态变化仍然具有极重要的参考价值，若肿瘤标志物突然呈现明显的升高变化，应怀疑复发转移可能，需行相关影像学检查进一步明确。

319. 胰腺癌患者复查间期内需警惕哪些表现？

腹痛、恶心呕吐等消化道症状：腹痛多位于上腹部、脐周或右上腹，性质不一，阵发性或持续性、进行性加重的钝痛或者绞痛，大多向腰背部放射，同时，乏力与食欲不振甚为常见，尚可伴有腹泻、便秘、腹胀、恶心等胃肠道症状。部分病例可出现脂肪泻和高血糖。

黄疸：一般胰头癌复发黄疸较多见，黄疸多属阻塞性，呈进行性加深，伴有皮肤瘙痒，尿色如浓茶，粪便成陶土色。大多是因为胰头癌术后复发病灶压迫胆总管引起，少数是由于胰体尾癌转移至肝内或肝/胆总管淋巴结所致。

由于癌肿溃烂或感染，亦可因继发胆管感染而出现发热。

总之，在复查期间出现一切异常情况和不适，都应及时就诊。

320. 胰腺癌的治疗效果如何？

胰腺癌**预后**极差，其发病率在全球范围内呈上升趋势，我国中心城市的发病率已达高发地区水平。胰腺癌的特点是病程短、进展快、死亡率高，中位生存期手术切除者为 13.3 个月、未手术者为 3.5 个月；5 年生存率为 5%；是发病率和死亡率几乎相等的恶性肿瘤之一。胰腺癌治疗的三大主要手段为手术、放疗、化疗。

手术切除是胰腺癌唯一"有效和可治愈"的手段，但手术切除率低（20%~30%），术后复发和转移率高（1~2 年内80%），可切除胰腺癌 5 年生存率不理想（20%~30%）。

胰腺癌的化疗按严格的标准衡量最高反应率仅 20%，化疗可改善生活质量、有姑息性治疗作用，难以提高长期存活率。

胰腺癌的放疗可以改善症状，尤其是缓解疼痛，总体疗效不理想。

其他治疗还有免疫治疗、靶向治疗、中医中药等，但都难以在胰腺癌的治疗中显现可见的疗效。

321. 晚期胰腺癌治疗效果一定差吗？

由于胰腺位置深，绝大多数患者一经确诊已属晚期，手术无法根治，选择针对个人的综合治疗方案尤为重要，晚期胰腺癌治疗一般是力求在最大限度上改善患者的生活质量，尽可能延长生存期。以往认为胰腺癌对于放化疗不太敏感，但近年来越来越多的资料表明，放化疗对胰腺癌仍有一定疗效。除去手术及放化疗等治疗手段外，生物治疗、基因治疗等治疗方法近年来也在不断探索中，而分子靶向治疗研究方面更是取得了一些令人振奋的进展。而传统中医中药治疗对于晚期胰腺癌治疗也占据着重要的地位。因此，随着胰腺癌综合治疗方法的完善和改进，新的治疗手段和药物越来越多的应用到晚期胰腺癌的治疗中来，晚期胰腺癌患者应该保持乐观心态，积极配合临床治疗，相信能够收到最佳的治疗效果。

322. 胰腺癌一定会复发吗？有什么办法可以彻底阻止胰腺癌复发？

胰腺癌作为**预后**最差的恶性肿瘤之一，发病急、进展快、死亡率高，因胰腺癌早期症状隐匿，发现时多为晚期，因此外科切除率仅约10%，切除后复发率极高。但是倘若能够做到早期发现，早期诊断，早期治疗，争取手术做到根治性切除，同时积极地进行放化疗为主的综合治疗，必能降低复发机率，甚至阻止胰腺癌复发。

323. 体育锻炼可以阻止胰腺癌复发吗？

体育锻炼有利于增强心肺功能，改善血液循环系统、呼吸系统、消化系统的功能状况，有利于人体的生长发育，提高抗病能力，增强机体的适应能力。因此积极的体育锻炼对于阻止胰腺癌术后复发会有一定的积极作用，但是必须结合机体状况进行适度的运动，同时必须在进行相关针对肿瘤的综合治疗的基础之上进行适度的体育锻炼。

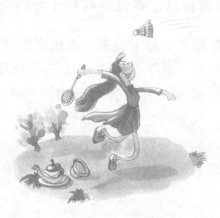

五、心理调节篇

324. 患者很烦，应该怎么办？

既然烦躁来自于心理压力。怎样解决烦躁的问题呢？

第一步问问自己，我最担心什么？最怕什么？十有八九患者的答案与疾病相关。

第二步再问自己，担心、烦躁对我的病情有好处吗？能解决问题吗？答案是否定的。烦躁的情绪会引起睡眠障碍和食欲下降，吃不好、睡不好哪有体力与疾病做斗争呢？

第三步问自己，如果我不烦躁了，我想办法与疾病做斗争，那样会不会更好呢？答案是肯定的。

每次烦躁的时候患者都可以通过问自己这三个问题来解决。心情调整好之后，人体的免疫力就会得到提高，肿瘤就会受到抑制，反之亦然。

325. 患者自己怎样做才有利于与癌症作斗争？

如果患者不烦躁了，静下心来，有很多事情需要做。

先反省一下自己。孔子说："吾日三省吾身"，平时没有时间反省自己，现在得病了，也暂时不用工作了，总该反省一下吧。反省什么呢？我平时是不是不够注意身体健康？是不是压力太大、情绪不佳？是不是没有按时休息？是不是饮食上不注意？了解、总结一些患者的可能的患病原因，可以在今后的治疗中避免这些因素，把自己体内的环境给改改，让癌细胞不适应了，再加上药物的进攻，病不就容易好了吗？通过反省自己，可能就不会想我得病都是因为某某某不好，惹我生气，让我受累，让我着急。把病因归于自己，更有利于调整自己的情绪。

详细记录好自己的诊治过程。找一个本子，记录自己的诊治过程，哪天做了哪些检查、什么结果不正常、做过什么治疗、医生让我注意什么、下次什么时候检查、见医生时，我有哪些问题需要解决等等。

安排好自己的起居生活。在治疗的初期，检查、治疗频繁，需要有人陪同、照顾。同时自己一日三餐尽量定时，睡午觉，晚上 9~10 点上床睡觉，睡不着就吃点安眠药。体力许可的情况下，出去走一走，上公园锻炼或者散散心。找一些喜剧或有趣的电视节目、光盘等看看，分散一下注意力，高兴一下。

注意甄别真假信息。时刻保持大脑冷静，不要轻信他人的意见。有些人有意地骗人，有些人完全是无意甚至是出于好意，但是患者要慎重考虑正规大医院医生以外的人的建议。目前肿瘤的治疗绝大多数靠手术、放疗、化疗，部分肿瘤有靶向治疗。革命性的突破目前还没有，抗癌明星们的经验就是正规治疗、综合治疗、长期注意保健、防癌复发。

326. 患者有压力，如何发泄呢？

在得知自己身患重病后，患者有压力是很正常的。发泄出来，对于患者迅速调节情绪很有好处。发泄的方式有：①找人倾诉，家属、朋友都可以。患者可以告诉他们自己的看法，有时候说出来心里就舒服多了。这可能是最容易做到的选择；②找专业的心理医生，这可能是最理智的选择；③大哭一场，偶尔一次可以，经常哭会伤身体，不利于与疾病做斗争；④向别人发一次脾气。这种做法有一定的伤害性和危险性，可能伤到发泄对象，引起患者的内疚感，也可能激怒了对方引起争吵伤害到患者。这种方法尽量不用。

327. 家人患癌，我会得癌吗？

患者家属在照顾患者的同时，往往也会想自己是否也会得癌呢？通过亲属的患病，常常提醒了家属和亲朋好友对健康和患癌风险的关注。

从时间上讲，癌症的发生是一个长期的过程。从原因上讲，癌症的发生是遗传因素与环境因素长期相互作用的结果，也就是先天因素和后天因素共同作用的结果。对于一般的癌症，如果直系亲属患癌，其后辈因为与患者有一定的共同的遗传背景，患癌的机率略有增加。但在癌症发病的过程中，后天因素起着更大的作用。因此，在亲属患癌后，家属一方面应该进行全面的防癌体检，另一方面要了解癌症预防的知识。

癌症预防通用的原则有：戒烟限酒、均衡饮食、保持合适的体重、心情愉快。

328. 胰腺癌一定要手术、放疗、化疗吗？吃中药行吗？

胰腺癌作为**预后**最差的恶性肿瘤之一，发病急、进展快、死亡率高，早期诊断率低，绝大多数患者一经确诊已属晚期，手术无法根治，选择针对个人的综合治疗方案尤为重要。综合治疗是指根据患者的机体状况、肿瘤的病理类型、侵犯范围和发展趋向，有计划的、合理的应用现有的治疗手段，以期较大幅度的提高治愈率。因此，要根据患者的具体情况选择手术及放化疗为主的综合治疗。中药治疗在调动机体的抗病能力、减轻其他治疗的副作用方面有着独特的长处，但对肿瘤的局部控制作用一般较差，因此，中医中药治疗仅仅是肿瘤综合治疗中的重要治疗手段。

329. 胰腺癌患者日常生活中要注意什么？

保持良好的精神状态，树立战胜疾病的信心，采取乐观的生活态度，是胰腺癌患者康复期心理调养的关键。精神因素在疾病的发生和治疗上起很大的作用，尤其是对癌症患者。

保持日常生活的规律性，定时起床、进食及活动。适当增加户外活动。安定情绪，切忌急躁或暴怒。饮食上要合口味，多吃新鲜水果和蔬菜。要避免暴饮、暴食、喝酒和高脂肪、辛辣刺激

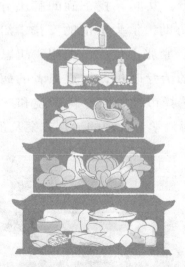

平衡膳食

的饮食。要选择富含营养，易消化，少刺激性、低脂肪的饮食，可给高蛋白，多进食含碳水化合物的食物，如奶类、鱼肉、肝、蛋清、精细面粉食品、藕粉、果汁、菜汤、粳米等。

330. 怎样正确面对得了恶性肿瘤的事实？

在我国，肿瘤发病率越来越高，已逐渐超越了心脑血管疾病的发病率，所以，得了肿瘤并不奇怪。与此同时，随着科学技术的不断发展和人们对肿瘤知识的不断普及，肿瘤的治疗水平得到了很大的提高。虽然肿瘤对人的身体危害极大，但只要及时进行科学合理的治疗，很多患者都可以达到长期生存或治愈的目的。美国国家癌症研究所的统计显示目前恶性肿瘤的总体5年控制率已达60%，尽管有些肿瘤的控制率仍很低，但相当多的肿瘤治疗效果都有了很大提高，这是医学发展对人类的巨大贡献。一旦确诊恶性肿瘤后，患者和家属一定要镇静，千万不要惊慌失措，全家人安静地坐下来商讨一下，共同寻找正确的解决方案。如：选择就医的医院、家属如何协助、手头事情的安排、治疗时间的保障、付费方式的选择等等。紧张、焦虑、绝望、胡思乱想、盲目乱投医只会耽误合理有效的治疗时机，加重患者的病情。罹患恶性肿瘤后，首次就医最好选择市级肿瘤专科医院和三级综合医院的肿瘤科，在短时间内获得科学、合理的治疗方案及预期疗效。

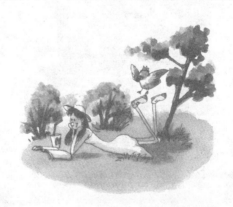

331. 知道病情后患者情绪通常如何变化？是否应该告诉恶性肿瘤患者病情？

大多数患者得知病情后一般会经历否认期-绝望期-接受期等情绪变化的过程。当得知病情后患者首先进入否认期，表现为震惊、麻木、否认，对危机表现为一定的情感距离，而不是深陷痛苦之中。但数天之后患者进入绝望期，表现为明显的痛苦、焦虑、抑郁甚至愤怒。但随着时间的推移患者会逐渐进入接受期，表现出对疾病的适应性，特别是随着治疗的开始，在其他人的帮助下，很快能与医护人员很好地配合治疗，焦虑、抑郁程度明显减轻。不知道自己病情的患者在忍受疾病的打击和接受治疗感到痛苦时，如果得不到周围环境正确的引导和帮助，随着病情的进展，很难走出绝望期，会表现出明显的消极应对行为，焦虑、抑郁程度不断加重，对未来充满迷惑与绝望，甚至可能采取一些悲观绝望的应对行为。

所以，尽管患者知情后会有一些负面心理活动，但在正确引导下会很快度过这段心理活动期，转而积极应对疾病。通过告诉患者癌症是可以治疗的，帮助其正确认识疾病，了解当前的医疗水平和发展趋势，积极开导患者，提供患者之间交流机会等，这些都会消除患者的不确定感，从而促进适应性反应，可使其焦虑、抑郁的程度明显减轻。而对患者隐瞒病情的消极结果会随着时间而逐渐加重，不利于患者的治疗。

332. 得了恶性肿瘤该去哪儿治疗？

如果确诊为恶性肿瘤，应该尽早去治疗肿瘤经验多的医院就诊，听取专家的建议，而不是道听途说，轻信小广告和偏方。

不同类型、进展到不同阶段的肿瘤，都有不同的规范化的治疗方法。如果早期治疗，可以达到很好的疗效，可以治愈。对于晚期的患者，也同样应该接受规范化的正规治疗，不仅可以延长生命，还可以达到提高生活质量的目的。盲目的听取广告或是小道消息是不可取的，有可能延误病情，并给之后的治疗带来障碍。比如说，有些治疗肿瘤的偏方里含有少量的化疗药物，服用后对肿瘤细胞作用较弱，但可以诱导细胞出现抗药性，对之后的化疗产生不利的影响；而且可能出现化疗的并发症，如**骨髓抑制**、白细胞下降等，可能延误手术、放疗和化疗的按时进行。

333. 如何保持积极、乐观的心态？

即使内心很坚强的人，在面对突如其来的疾病时，都不可避免的会出现心理的波动，无论是在确诊疾病时的怀疑与恐惧，还是在治疗和康复中的困惑与无助，这些都是正常的心理过程。但不良情绪的郁结不散，会严重影响身体的康复。因此，患者需要有意识地进行自我心理调节，来改善内心的痛苦。适当地进行自我宣泄，患者可以向家人、朋友、医护人员诉说，大家都会理解，共同帮助分担。而不应该将不良情绪埋在心底，个人忍受。患者要坚定战胜疾病的信念，并且不断暗示自己与其他人一样，是个"健康人"进行自我鼓励；通过深呼吸、冥想、听舒缓音乐等方式来放松心情，感受宁静与平和；在身体允许的情况下，选择自己喜欢的文体娱乐，如太极、瑜伽、跳舞、读书、旅游等，适度的锻炼是缓解心情的好方法，往往会收到意想不到的效果。以"过好每一天"的态度来应对疾病，努力让自己活在当下，既不后悔昨日，也不预测明天，坚强、愉悦的过好每一天。积极、乐观、向上的心态，将是战胜病魔最有力的武器！肿瘤恶性程度很高而最后治愈的例子不计其数。

334. 患者如何能尽快回归家庭、回归社会？

在经过一段时间的治疗后，疾病或是治愈、或是进入到一个稳定的状态，患者就会面临下一个问题，即如何将"患者"这个角色顺利转变回"爱人"、"父/母"、"子/女"、"同事"等角色。患者可能会闷在家里怕见人，也怕跟人聊有关疾病的话题，别人太关心会觉得是可怜，不关心又会认为别人冷漠。而这种固守自封的状态会让患者越发孤独，甚至还会增加恐惧感，这对康复是大大不利的。患者应该试着去敞开心扉，首先从与伴侣、亲人、朋友倾谈开始，对亲朋好友说出心中的希望与恐惧，这种沟通能够获得理解与支持，回归到家庭爱的怀抱中。接下来，患者应该主动走进社会，可以参加一些团体活动，如病友俱乐部、兴趣爱好俱乐部等，抗癌明星的榜样作用、与病友间的沟通与交流、丰富的文体活动等，这些社会支持都会减少孤独与恐惧感。再加上善于进行自我心理调节，患者就可以逐步回归到正常的生活中去，并且拥有积极、向上、乐观的生活态度。

335. 如何能以平常心面对复查？

有的患者出院后，不愿到医院接受复查，大有"我与癌症一刀两断"的感觉，这其实是一种逃避心理，害怕疾病的复发与转移，不愿、不想、也不敢去面对，只是一味地躲避。但是不到医院复查，一旦身体出现问题就会错过最佳的治疗时期，失去挽救生命的机会，那将追悔莫及。因此应勇于面对疾病，认识到复查也是今后身体康复必须经过的一个阶段，既然治疗已经有了好的效果，就要善始善终，将复查进行到底。

而复查前后的心理波动，又是很多患者面临的另一大难题。有的患者每当要去医院复查前都会万分紧张与焦虑，害怕真的复发了，那种恐惧与不安再次萦绕心头、挥之不去，直至复查结果显示一切正常。那么，除了进行自我心理调节外，患者还可以尝试放空自己，什么都不想，只是尽自己最大的努力做好当前的事，这样可以在复查前后获得一些内心的平静。如果这些方法都不能缓解患者的紧张、焦虑、甚至是失眠等症状时，应当到正规的心理门诊就诊。

336. 肿瘤复发了怎么办？

恶性肿瘤（癌症）是一种慢性疾病，复发的原因有很多。患者可以控制和调整的是自己的心态和情绪。逃避、恐惧只能是暂时的，没有任何帮助。在发现肿瘤复发、转移时，悲观、失望等负面的情绪，反而会对疾病的**预后**十分不利，吃不好、睡不着，精神状态不好，身体状况差，抵抗力下降，都会导致恶性循环。复发、转移不等于死亡，采取积极的态度，把有限的精力集中在积极解决现有的问题上，继续与肿瘤作斗争，往往会得到想不到的效果。

（1）建立良好的医患关系，相互信任、相互尊重可以增强医患共同抗癌的信心。信任医生可以为患者制定最佳的治疗方案，随着新药、新的治疗方法的出现，仍然有部分复发转移的患者是可以治愈的，积极配合医生的治疗，战胜癌症更需要坚持不懈的毅力。

（2）家人、朋友对患者生活、情感上的帮助、支持很重要。生活上，可以帮患者护理、做家务等等，提供无微不至的照顾。

在门诊看病时，家属可以帮忙排队挂号、预约检查，住院期间，负责患者的衣食住行，办理住院、出院手续，与医务人员沟通，协助患者做一些决定。比如对一些检查、治疗方案，难以做选择时，家属、朋友是最好的参谋。情感上，家属、朋友可以帮患者分忧解愁，为患者打气，给患者鼓励，树立信心，与患者共渡难关。患者内心的担忧、疑虑，可以向家人、朋友诉说。

（3）如果患者心情持续不好，心理压力大，要及时向心理医生寻求帮助。很多人都认为看心理医生就是得了精神病，顾虑重重，其实，心理医生可以为患者打开心结，消除或减轻负面情绪，释放心理压力，有助于提高治疗效果。

（4）转移注意力，做力所能及的事。知道复发或是转移后，患者之前建立的信心，可能会被摧垮。这个时候，要尽快调整，重新建立目标，重新燃起斗志。切忌独自在家冥思苦想，有些患者选择出去旅游、在家里做家务、把自己的抗癌心路记录下来等等。

（5）养成良好的生活习惯：适当锻炼、合理饮食、作息规律。保持良好的身心状态，为新的治疗做准备。

337. 如何应对失眠？

患肿瘤后的心理负担、经济压力、疾病的症状、睡眠习惯的改变、治疗的副作用，或者住院后环境改变等因素，常导致患者失眠。失眠又常常导致体力、精力消耗，心理痛苦加剧，降低生活质量，影响患者对放化疗的配合。目前对于失眠的治疗存在着一些误解，患者、家属往往过度关注药物的副作用，夸大了睡眠药物的依赖性，从而对失眠关注不足。针对不同失眠情况，应采取不同的措施。

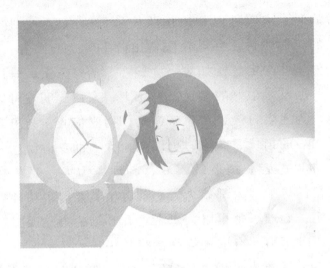

（1）做好睡觉前的准备工作：睡觉前的准备应因人而异，对于疼痛的患者给予止痛剂，恶心、呕吐患者给予止吐药，对睡前有特殊嗜好的，如服牛奶，喝饮料，应给予满足，有条件者可以做身体按摩。

（2）住院患者很常见的失眠情况是睡倒了，就是白天输液时睡觉，晚上睡不着，这种情况下首先要建立健康的睡眠习惯。

（3）**一过性失眠**（不是一贯失眠）的患者，一旦导致失眠的原因消除，症状即可缓减或消失，这种情况下，不需要用药物治疗；或者在医生的指导下服用小剂量快速排泄的安眠药一两天就可以了。

（4）短期失眠的患者，可通过心理治疗，解除紧张因素，改进适应能力。避免白天小睡，不饮用含咖啡因的饮料，睡前散步或饮用适量的温牛奶等对改善睡眠都有帮助。也可以在医生的指导下短期服用安眠药物。

（5）慢性失眠的患者，应咨询相关专家，需要经过专门的神经，精神和心理等方面的评估、调整。

338. 患者怎么克服对死亡的恐惧？

其实，癌症不过是一种慢性病，只是程度较为重些罢了。带癌生存数年、数十年的人不在少数，恢复痊愈的也有。癌症的治愈，除了医生和药物外，更主要的是要靠患者自身的抵抗力、免疫力和自愈力。如果一听是癌症就忧心忡忡，恐惧死亡，反而会影响自身的免疫力，甚至加重病情。如果安然处之，放下心来，保持精神生命和自然生命良性互动，病情反而会减轻，恢复和治愈的可能会更大。首先患者自己要有希望。

退一万步说，人生自古谁无死？一位哲学家说得好：每个人都是"不按自己的意愿而生，又违背自己的意愿而死"。生命有始有终，有出生，就有死亡，生命的周期不可逾越，每个人都要走完自己的人生。生命的最后一程怎么走完，往往也是身不由己。不如顺其自然，放松下来。有一位患者，她得知自己患了癌症之后，还活跃在大学的讲坛上。她战胜了自己，坦然面对，在课堂上向她的学生告别，发表了一篇"变暗淡为辉煌"的留世之作，人人敬仰。还有一位患者，几次病危，几次住进重病监护室。朋友们干脆，就在这个时候把挽联和悼词，先念给他听了。活着的时候，就看见自己的"盖棺定论"，也是人生一件幸事。而且，生命达到了一种超然自逸的境界，这是生命的一种智慧。是的，生命的最后一程，既然人人不可避免，又为什么要恐惧呢？何不走得平和点儿，何不走得潇洒些，何不走得有尊严呢？

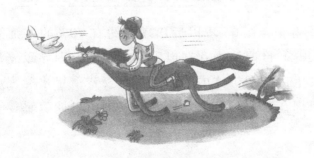

六、预防与体检篇

339. 癌症可以预防吗？

很多人认为癌症纯粹是由于基因、运气不好或者命运所致。但是，科学研究告诉我们癌症其实是基因、环境和生活方式综合作用于人体的结果，其中很大一部分癌症可以通过预防进行控制。约 1/3 的癌症可以通过改变我们的生活方式进行预防。虽然医学的进步有助于更好地治疗癌症患者，但是多数患者并不能完全治愈，只能改善生存质量和控制病情，延缓生命，因此控制癌症最有效的方式是预防癌症的发生。

340. 哪些生活方式有助于预防癌症呢？

癌症可以通过改变生活方式进行有效预防，即俗话说的"管住嘴和迈开腿"，具体说来包括戒烟限酒、平衡膳食、适当锻炼、维持正常体重、预防感染、避免和减少**职业危险暴露**。

341. 为什么多数癌症容易在老年人中发生？

约 60% 癌症会在 65 岁以后出现，约有 70% 的癌症死亡会发生在老年人群。目前认为存在以下几方面的原因导致癌症容易在老年人中发生：①在机体内癌变过程需要若干年才能完成；②部分细胞、组织在老化时才会对部分致癌物质更加敏感；③机体免疫系统清除恶化细胞组织的能力随着年龄的增加而减弱；④癌症的发生总伴随着 DNA 遗传物质的出错，老化细胞修复出错 DNA 遗传物质的能力随着年龄的增加而减弱。

342. 为什么常出现家庭多名成员患上癌症？

多个家庭成员出现癌症可能有几方面的原因：①可能仅仅是一个巧合；②可能是因为家庭成员生活在相似的环境或者有相似的生活习惯，比如均喜欢抽烟和酗酒；③可能由于家庭成员的遗传因素所致。需要注意的是，仅有 5% 以下的癌症患者因父方或母方缺陷基因遗传所致，而绝大多数癌症患者与遗传因素无关。缺陷基因仅会增加癌症的风险，其存在并不意味着一定会出现癌症。

343. 如果多名家庭成员出现癌症，应该注意什么？

当多名家庭成员出现癌症时，应注意他/她们出现癌症的年龄以及癌症类型。在患者出现疾病症状和不适就诊时应告知医生这些信息，这有助于医生判断是否需要进行特殊检查确定患者是否存在癌症。同时，应该定期进行体检，确定身体是否存在异常。

344. 吸烟与癌症有什么关系呢？

吸烟和癌症的关系非常明确。吸烟能增加肺癌、肝癌、口腔癌、胃癌、鼻咽癌、膀胱癌、宫颈癌、乳腺癌、肾癌等多种癌症的发病风险，其中 80% 的肺癌由吸烟所致。我国男性吸烟率估计达 64%，女性主动吸烟率达 6%，而女性被动吸烟率高达 48%。32.7%的男性癌症患者死亡是由吸烟所致，而 5 % 的女性癌症患者死亡是由吸烟所致。因此，戒烟有助于降低患者和身边亲人发生癌症的风险。

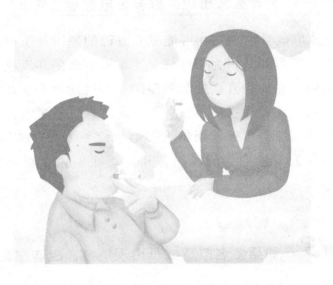

345. 为什么有些人吸烟却并没有得癌症？

我们身边可能不难发现某些人一生吸烟却没有出现癌症，同时某些从未吸烟的人却患上了癌症。虽然研究已经确认吸烟会导致癌症，但这并不表明所有吸烟的人一定会患癌症，或者说所有不吸烟的人一定不会患癌症。吸烟只是会增加患癌症的风险。吸烟的人与不吸烟的人相比其出现癌症的可能性更高。这就像马路上超速行驶容易出现交通事故一样，并非超速行驶就必然会出现交通事故，也并非低速就一定不出现交通事故，这还取决于其他因素的作用。

346. 饮食与癌症有关系吗？

饮食会影响大肠癌、胃癌、口腔癌、肾癌、食管癌和乳腺癌的风险。我国研究发现13%死于癌症的患者水果摄入不足，还有3.6%蔬菜摄入不足。高摄入动物脂肪、动物蛋白和低纤维饮食是患大肠癌的危险因素。烟熏盐渍品、长期食用高温、辛辣食物是患胃癌的危险因素。嚼槟榔、饮酒是患口腔癌的危险因素。高摄入乳制品、动物蛋白、脂肪是患肾癌的危险因素。食物的过热、偏硬、制作粗糙、吞食过快、辛辣刺激是患食管癌的危险因素。高热量、高脂肪饮食是患乳腺癌的危险因素。因此，饮食习惯与癌症发生密切相关。

347. 如何通过控制饮食降低癌症发生风险？

通过平衡的饮食能有效降低癌症风险。平时应注意多摄入纤维、水果和蔬菜，同时减少红肉和肉制品、盐的摄入。红肉是指烹饪前呈现出红色的肉，包括猪肉、牛肉、羊肉、鹿肉、兔肉等所有哺乳动物的肉，肉制品包括腌制肉类、火腿等。

348. 某些宣传中所讲的抗肿瘤饮食能相信吗？

我们常常在大量广告宣传中听过某些特殊食品或"抗肿瘤食品"对我们的身体非常有益。我们不应该依赖这些所谓"抗肿瘤食品"降低癌症发生风险，它们无法替代健康的平衡膳食在维持身体健康中发挥的作用。世界卫生组织建议每天至少摄入400g（克）水果和蔬菜，可以预防癌症和其他慢性疾病。

349. 体力活动缺乏与癌症有关系吗?

体力活动缺乏会增加乳腺癌、大肠癌和子宫内膜癌发生风险。由于生活方式改变,目前我国大多数人缺乏必要体力活动和锻炼。在我国,死于肿瘤的男性患者中有 0.3%、女性患者中有 0.2% 与体力活动缺乏有关。通过增加活动量和锻炼身体能有效地降低癌症发生风险。

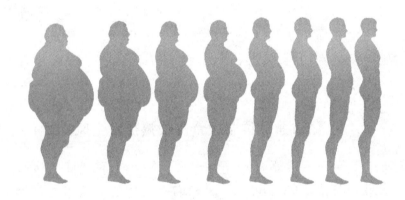

350. 如何通过锻炼和体力活动降低癌症风险?

我国将每周锻炼频率≥3 次,每次≥30 分钟定义为经常锻炼,未达到该标准的为偶尔锻炼。体力活动分为职业性体育活动、娱乐性体育活动和散步等。美国疾病控制中心推荐每周至少进行 150 分钟**中度有氧活动**,并至少进行两次全身肌肉伸展运动。

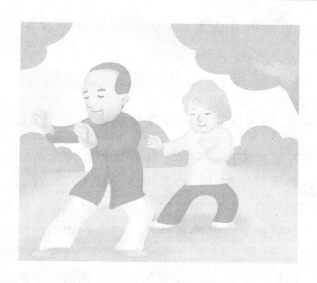

351. 肥胖与肿瘤有关系吗?

　　研究表明肥胖与绝经后乳腺癌、大肠癌、子宫内膜癌、食管癌、胰腺癌、肾癌、胆囊癌等 20 多种癌症相关。肥胖者与正常体重人群相比过量脂肪组织会带来较多激素和生长因子。高水平激素，如雌激素和胰岛素会增加部分肿瘤发生的风险。研究表明

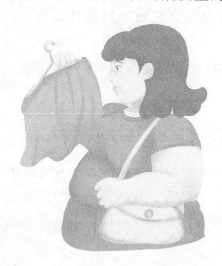

死于肿瘤的男性患者中有 0.06%，在女性中有 0.78% 与肥胖有关。

352. 如何通过控制体重降低癌症发生风险呢？

首先需要通过体重指数确定体重是否在健康范围内。对于部分人来说，将体重控制在理想范围内比较困难。首先应该调整生活方式，健康饮食，减少饮食量并积极锻炼身体，这样能先保证体重不再增加，随后逐步降低体重。体重的控制最终能降低癌症的发生风险。目前我国居民生活水平改善，越来越多的人出现超重和肥胖，同时我们应该从儿童做起，加强对孩子的健康教育。

353. 为什么有些职业容易患肿瘤？

部分职业会因长期接触致癌物质，最终出现职业相关癌症。在我国确定的职业肿瘤有 8 种：①联苯胺所致膀胱癌；②石棉所致肺癌、间皮瘤；③苯所致白血病；④氯甲醚所致肺癌；⑤砷所致肺癌、皮肤癌；⑥氯乙烯所致肝血管肉瘤；⑦焦炉逸散物所致肺癌；⑧铬酸盐制造业所致肺癌。在我国死于癌症的患者中 2.7% 以上与职业性致癌因素有关。

354. 如何预防职业相关癌症？

职业相关癌症的预防措施包括通过有效防护降低职业性致癌因素暴露水平和接触机会、替代某些强致癌物、实施医学监护和药物预防等。同时，常规体检有助于早期发现这些肿瘤病变，并及时治疗。

355. 最近感觉食欲差、体重减轻，是不是患癌症了？

食欲差与体重减轻是比较常见的普通临床表现，许多疾病都可以有这些症状，更多的是由非肿瘤性疾病所导致。在天气炎热、情绪不好、食物不对口味时常会导致食欲差，经过适当的调节，这种状况通常在短时间内会得到改善。一些常见疾病如感冒、慢性胃炎、病毒性肝炎也可表现出食欲差，当然，这些疾病在出现食欲差的同时，往往会伴有其相对特征性的临床表现，如感冒时的鼻塞、流涕；慢性胃炎时伴有的胃胀、胃痛；肝炎时伴有的皮肤变黄等。食欲差、进食量少，摄入的能量满足不了机体的需要，体重自然会减轻。当然，恶性肿瘤晚期患者也会出现食欲差、体重减轻，但这并不是肿瘤患者的特有症状。无论什么原因，应该到医院就诊，在医生的指导下，进行必要的检查，以确定病因并及时治疗。

356. 发热、乏力、厌食是不是肿瘤患者特有的症状？

多种疾病会引起发烧，低热伴乏力、厌食常见于肺结核、风湿免疫性疾病、慢性炎症、免疫力低下等患者；长期心理紧张、情绪不稳定也会引起体温调节中枢紊乱，造成不明原因的持续低热。高热常见于细菌感染引起的疾病，如细菌性肺炎、急性胆囊炎、急性肾盂肾炎等。因此，发热、乏力、厌食都是人体某些疾病的普通反应，并非是肿瘤患者所特有的症状。

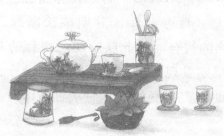

357. 如何预防胰腺癌？

胰腺癌的预防即病因学预防，也就是肿瘤的一级预防。在环境因素中，吸烟是目前唯一被公认的、对胰腺癌发病有确定作用的危险因素。饮酒对胰腺癌的作用结论不一。目前认为适量饮酒与胰腺癌无明显的相关关系，但长期大量饮酒可能增加患胰腺癌的危险度。富含蔬菜和水果的饮食很可能有预防胰腺癌的作用，植物性食品中的纤维和维生素 C 可能有保护作用，而富含红肉（猪、牛、羊肉）、胆固醇和高能量的食物可能增加危险性，并估计通过摄入富含蔬菜、水果的饮食可预防 33%～50% 的胰腺癌病例。饮茶与胰腺癌的关系值得进一步探讨，绿茶被认为可能是胰腺癌相关的保护因素，主要抗癌成分为茶多酚。有研究认为每天3 杯以上咖啡，胰腺癌危险性将显著增加。因此，戒烟限酒以及调整饮食结构将对预防胰腺癌发病有着积极的作用。

积极治疗和控制良性疾病：如慢性胰腺炎、糖尿病等。

科学合理的体育锻炼、良好的心态、合理充足的睡眠等，可提高机体的免疫力、提高机体对疾病的防御能力。

358. 早诊早治胰腺癌的内容有哪些？

早期诊断、早期治疗是胰腺癌二级预防的主要内容。胰腺癌起病隐匿、临床症状常不典型，加之其肿瘤细胞侵袭性强，所以发展迅速，最终大多数患者就诊并明确诊断时，多已处于中晚期，失去手术切除的机会。因此胰腺癌二级预防对于改善胰腺癌预后至关重要，早期发现，早期诊断，早期治疗，警惕早期症状是尽早诊断的关键。实验室检查方面，目前诊断胰腺癌临床常用肿瘤标志物仍然是 CA19-9、CEA 等。除了实验室检查，影像学检查也是早期诊断的重要手段。其中腹部超声、CT 扫描、内镜下逆行胰胆管造影、内镜下超声、核磁显像等都为胰腺癌的诊断提供了一定程度的选择优势。

359. 哪些人属于胰腺癌的高危人群？

对胰腺癌高危人群的定义尚不统一，但一般认为吸烟为胰腺癌的危险因素；其他包括慢性胰腺炎、糖尿病尤其迟发性糖尿病或 2 型糖尿病、胆囊炎或曾做胆囊切除术、遗传因素（癌症家族史尤其是胰腺癌家族史者）、饮食因素（高胆固醇、高热量饮食）等。对高危人群进行**筛查**可早期发现胰腺癌。

360. 早期诊断胰腺癌的意义是什么？

早诊早治对于改善胰腺癌**预后**非常重要。早期胰腺癌的切除率和**预后**明显优于胰腺癌的总体水平，说明早期诊断是提高胰腺癌整体疗效的关键。

361. 如何早期发现胰腺癌？

早期发现胰腺癌对改善手术切除率和治疗效果至关重要。胰腺癌患者早期会出现厌食和体重下降等不典型的症状，易于被临床医生忽视。88.6% 的患者在腹痛及黄疸症状出现前或同时会出现其他一些症状，包括腹胀、消瘦、食欲不振、上腹不适、腹泻、恶心、呕吐和乏力，这些症状有些在出现腹痛和黄疸前 12 个月就持续存在，因此提高警惕，把握线索是尽早诊断的关键。

目前诊断胰腺癌临床常用肿瘤标志物仍然是 CA19-9、CEA等。单独检测对诊断早期胰腺癌意义不大，联合检测可提高阳性率。

影像学检查是早期诊断的重要手段。其中腹部超声、CT 扫描、内镜下逆行胰胆管造影、内镜下超声、核磁显像等都为胰腺癌的诊断提供了一定程度的选择优势。但对胰腺癌早期诊断最佳的是增强 CT 和内镜超声。

最初就诊时可行彩超检查、化验 CA19-9，如发现胰腺病变或 CA19-9 升高，需进一步做 CT、MRI、内镜超声等检查以明确诊断。近年应用 ERCP 收集胰液行脱落细胞学检查，提高了早期胰腺癌的检出率。先进的 CT 设备、超声内镜等，也提高了早期胰腺癌的检出率。

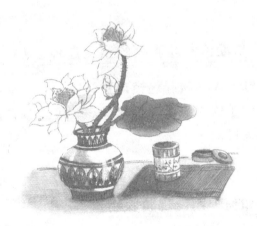

七、认识胰腺癌篇

362. 胰腺有哪些生理功能？

胰腺是人体内重要的消化腺体，包括外分泌和内分泌两大功能。

胰腺的外分泌功能：胰腺组织产生胰液，胰液是人体最重要的消化液，胰液含有消化酶，主要包括淀粉酶、脂肪酶、蛋白酶等，负责相应物质的消化吸收。

胰腺的内分泌功能：胰腺中含有胰岛，胰岛细胞包括 α、β、γ 等功能细胞，分别分泌胰岛素、胰高血糖素、促胃液素等进入血液，调节人体血糖和其他重要营养物质的代谢等。

363. 胰腺的形态、解剖是什么样的？

胰腺是人体重要的腺体，长 12～16cm（厘米）、宽 3～4cm、厚 1.5～2.5cm，重约 80g（克）。胰腺外形狭长、像一个木楔子。胰腺分为胰头（包括胰颈）、胰体和胰尾。胰头是指位于肠系膜上静脉左缘右侧的胰腺组织，钩突是胰头的一部分；胰体是位于肠系膜上静脉左缘和腹主动脉左缘之间的胰腺组织；胰尾是位于腹主动脉左缘与脾门之间的胰腺组织。胰腺分泌的胰液通过胰腺导管输入十二指肠。

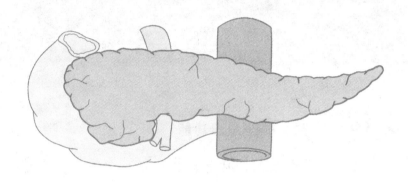

胰腺的头、体、尾划分

364. 胰腺在体内的正常位置和相邻脏器有哪些？

　　胰腺位于上腹区腹膜后，横跨第 1~2 腰椎间，胰头部在腹中线右侧，居于十二指肠弯内。胰体尾部则在腹中线左侧，毗邻胃大弯、脾门和左肾门。

　　胰腺质软，无纤维包膜，其腹侧为后腹膜所覆盖。胰颈为胰头和胰体之间的狭窄部，其后有肠系膜动、静脉，肠系膜上静脉常于此与脾静脉汇合成门静脉。胰体向脊柱左侧延伸，向后向上行至左肾上腺和左肾上部的前方，延续为胰尾而终止于脾门处。胰体周围的血管，有位于后方的腹主动脉和脾静脉，脾静脉的走向与胰腺长轴一致。胰体上方有腹腔动脉和脾动脉，胰腺下方有左肾动脉。

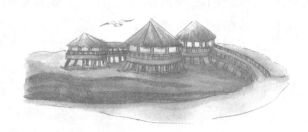

365. 什么是肿瘤？肿瘤的分类有哪些？

机体在多种体内、体外致瘤因素的协同作用下，导致正常细胞从基因水平发生异常改变，不再遵循正常的规律而无限制地过度生长，医学称之为肿瘤。肿瘤分为良性、交界性和恶性。良性肿瘤多数是静止状态或缓慢增长，不造成对周围正常组织和器官的侵害，被切除后一般不复发，与恶性肿瘤的最大区别是很少危及生命。恶性肿瘤则具有生长迅速、侵袭性、转移性等生物学特性，治疗过程中仍然难以避免复发和广泛转移，危害健康，最终危及生命。交界性肿瘤的各种特性介于良性和恶性肿瘤之间。

366. 什么是癌症？

癌症泛指所有的恶性肿瘤，是一组拥有共同重要特性的不同类型的恶性疾病。癌症的英文为"cancer"，其中文含义之一就是巨蟹座。癌细胞的浸润性生长方式的确类似蟹爪，可以在体内肆意横行，破坏机体的正常组织和器官。

恶性肿瘤中绝大部分发生在上皮组织，病理学称其为癌，而少部分来源于间叶组织，如脂肪、肌肉、纤维组织等，病理学称其为肉瘤，还有些恶性肿瘤来源于造血细胞、淋巴细胞等，病理学称其为白血病、淋巴瘤等。

367. 什么是转移？

恶性肿瘤细胞能够从肿瘤上脱落下来进入血液循环和（或）淋巴系统，再播散至身体其他部位形成新的肿瘤，这个过程被称为转移。

368. 什么是分化?

原始组织、幼稚细胞逐渐发育成为成熟组织和细胞的过程称为分化。人体正常的细胞是成熟和高度分化的形态和功能状态,而肿瘤细胞往往是幼稚的形态和功能状态。

369. 什么叫化生?

化生是指一种分化成熟的组织细胞受刺激因素作用转化为另一种成熟组织细胞的现象。这种转化通常是由正常的贮备细胞来完成的。

370. 什么叫增生?

细胞数目增加,称为增生。它可以是正常的生理现象,也可以是炎症刺激引起的病变,或者是肿瘤的表现之一。应根据不同的情况进行不同的处理。

371. 什么叫不典型增生?

不典型增生是细胞数目增加伴有细胞形态的异常。细胞形态异常是指病变内细胞的形态与正常细胞有一定差异。不典型增生分成三级,包括轻度、中度和重度。其中轻度不典型增生常由炎症刺激引起,而中度和重度不典型增生常见于肿瘤发生的前期情况，需密切随诊，必要时需临床干预。

372. 什么叫癌基因？

癌基因是细胞内含有的与癌症发生相关的基因。它是正常细胞遗传信息的组成成分之一，通常在体内呈静止无功能的状态。当受到外界或体内某些因素的刺激时，该基因会发生活化而在肿瘤发生过程中起作用。

373. 什么叫抑癌基因？

抑癌基因是细胞内含有的能抑制癌症发生的相关基因。它是正常细胞遗传信息的组成成分之一，通常在体内发挥抑癌功能。当受到外界或体内某些因素的刺激时，该基因会发生失活而促进肿瘤的发生。

374. 什么是胰腺恶性肿瘤？

胰腺恶性肿瘤即所有起源于胰腺组织的细胞不仅异常快速增殖，而且可发生扩散转移的肿瘤。分为上皮组织来源的恶性肿瘤及间叶组织来源的恶性肿瘤。

375. 什么是胰腺癌？

胰腺癌是指发生于胰腺外分泌组织的癌瘤，临床上一般指胰腺导管腺癌。按好发部分划分，胰腺癌分为胰头癌、胰体癌、胰尾癌、全胰癌（肿瘤部位超过头、体、尾中两个区域的胰腺癌）。

376. 胰腺癌的发病过程是怎样的？

胰腺癌作为一种恶性程度极高的肿瘤，目前研究认为其发病过程是：吸烟、过度饮酒、咖啡以及家族遗传因素等致病因素导致某些基因组的不稳定、逐渐演变为基因突变，从而发生原位癌、到早期胰腺癌、到浸润转移至晚期胰腺癌。

全基因组-外显子组测序分析来自同一患者的原发胰腺癌、一种和多种转移瘤后发现：胰腺癌有截然不同的亚克隆组成，发现了转移性胰腺癌克隆在原发肿瘤内的演化图，即正常胰腺组织到原位癌、再到早期胰腺癌需（11.7±3.1）年，到转移性胰腺癌需（6.8±3.4）年，到广泛转移和死亡需要（2.7±1.2）年。

377. 什么是早期胰腺癌？

早期胰腺癌是指肿瘤局限于胰腺轮廓内、直径<2cm（厘米），无局部淋巴结和远处脏器转移，属 $T_1N_0M_0$、即 TNM 分期 Ⅰa 期的胰腺癌。事实证明早期诊断是改善胰腺癌**预后**的关键；但不幸的是，目前早期胰腺癌多是偶然发现的，且发现率（5%左右）极低。

378. 为什么早期诊断胰腺癌有困难？

在医学技术取得飞速发展的今天，为什么胰腺癌的早期诊断仍很困难？主要原因是：早期胰腺癌无症状或者无特异性的症状、医患警惕性差、缺乏敏感性和特异性高的**筛查**手段和技术。胰腺癌早期缺乏特异性症状，当出现疼痛、黄疸等症状时已属中晚期。除了胰腺癌本身的特点之外，患者、家属和首次接诊医生缺乏应有的警惕和足够的重视也是导致延误诊治的原因之一。即使在西方发达国家，25%的患者确诊前6个月已有上腹部不适的症状；15%的患者到医院就诊后，仍需6个月以上才能获得确诊。我国由于延误而影响治疗的比例更高，50%以上的患者存在误诊为胃肠或肝胆疾病的现象，误诊时间多为3~6个月，个别患者甚至长达1年之久。又由于目前对肿瘤早期诊断所采用的肿瘤标志物CA19-9、超声等影像技术对胰腺癌的早期诊断基本上无意义。当患者获得确诊时，多数已失去了根治性切除的机会。因此，对胰腺癌早期的腹部不适等症状加强警惕并进行有针对性的检查，就可降低胰腺癌的误诊率，缩短确诊时间，提高整体治疗效果。

379. 什么是小胰腺癌？什么是微小胰腺癌？

小胰腺癌是指肿瘤直径<2cm（厘米）的胰腺癌。微小胰腺癌是指肿瘤直径<1cm的胰腺癌。

380. 小胰腺癌和微小胰腺癌就是早期胰腺癌吗？

小胰腺癌和微小胰腺癌不等于早期胰腺癌，小胰腺癌中约40%的病例已发生淋巴结转移。小胰腺癌和微小胰腺癌仅仅表明肿瘤的大小，并不代表肿瘤是早期。

381. 什么是家族性胰腺癌？

家族性胰腺癌是已确定的遗传肿瘤综合征，占全部胰腺癌的3%左右。5%～10%的胰腺癌具有遗传背景，其中部分即属于家族性胰腺癌。

定义和诊断标准：在一个家族不存在其他遗传性肿瘤时出现两个或两个以上的家族成员发生有病理依据的胰腺癌者为家族性胰腺癌。家族性胰腺癌患者一级亲属的患病机率较二级亲属高18倍、较三级以上亲属高57倍。家族性胰腺癌和散发性胰腺癌无年龄、性别差异。环境因素、生活习惯、职业暴露和医疗条件与胰腺癌的发病均有一定的相关性。

382. 胰腺癌的转移途径有哪些？

胰腺癌患者很难避免出现癌细胞的转移，主要转移途径是直接浸润、淋巴转移，其次为血道播散、神经转移及**种植**转移。

直接浸润：胰腺癌早期即可穿破胰管壁，以浸润性导管癌的方式向周围胰组织浸润转移。约70%的胰头癌侵及钩突。

淋巴转移：淋巴转移是胰腺癌早期最主要的转移途径。胰头癌的淋巴结转移率达65%～72%，约40%的小胰腺癌已发生淋巴结转移。

血道播散：是大多数晚期胰头癌主要的转移模式，而胰体、尾癌早期即可有脾血管侵蚀。血运转移最常见的是转移到肝、自肝又经静脉到肺、再到肾上腺、肾、脾及骨髓等组织。约2/3的病例有肝转移，尤以胰体及尾部癌易有广泛转移。

神经转移：进展期或晚期胰腺癌常伴有胰腺后方胰周神经丛

的神经浸润，沿神经丛扩散是胰腺癌特有的转移方式。腹膜后神经的浸润可导致严重的、持续性背痛。

种植转移：胰腺癌也常直接播散于腹腔大、小网膜，称之为种植转移。

383. 胰腺癌最容易转移的部位和器官是哪些？

胰腺癌最容易转移的脏器依次为胰腺周围淋巴结、肝脏、网膜和腹膜、肺、骨骼等。

胰腺癌最容易浸润的部位依次为胰腺附近的血管、神经丛、邻近的脏器（十二指肠、胃、横结肠系膜、空肠起始部、脾脏、肾上腺等）。

384. 什么是淋巴结转移比率？

淋巴结转移比率又叫淋巴结转移度（LNR），是病理报告中有淋巴结转移的淋巴结数目和所检出的所有淋巴结数目的比值，如病理报告中淋巴结转移 2/26 就是指该患者共切除了 26 个淋巴结，其中有 2 个淋巴结转移。

385. 为什么说淋巴结转移比率比淋巴结转移数目对于指导治疗和评估预后效果更有意义？

已经证明淋巴结转移数目和淋巴结转移比率均与多种肿瘤的预后相关。而淋巴结转移比率不仅与淋巴结转移数目呈正相关，更能反映手术中和手术后所清扫和检出淋巴结的数目，因而提供更加全面的信息。

已有学者提出，应在淋巴结转移数目的基础之上补充淋巴结转移比率作为评价淋巴结转移状况的依据，才能够更加全面地反映癌症预后。研究表明，在术后淋巴结病理检查数目相对较少的病例，更应考虑将淋巴结转移比率作为指导治疗和评估预后的指标。

淋巴结转移比率较单纯转移淋巴结数目可更有效地判断胰腺癌的预后。淋巴结转移比率越高，患者预后越差，死亡率越高。

386. 如何看待胰腺癌患者不同个体治疗效果的差异？

胰腺癌治疗方法主要包括手术、化疗、放疗和生物治疗等。根治性手术仍然是目前胰腺癌唯一有效的治愈方法，但手术复杂、创伤大、并发症发生率高。目前临床上多推行个体化治疗和多学科综合治疗，以提高胰腺癌的治疗效果和远期生存率。

但是胰腺癌不同的个体治疗效果差异很大，包括相同病理类型和相同临床分期的胰腺癌，采用同一治疗方案，其治疗的疗效可以存在显著的差异。这是为什么呢？研究发现不同的胰腺癌患者有不同的基因谱，而且同一个患者胰腺癌不同时期的基因谱也不相同，原发部位和转移部位的基因谱也有差异。由此决定了胰腺癌生物特性的差异性和对治疗方案反应的不同。

387. 全球每年有多少胰腺癌新发病例？

胰腺癌发病率和死亡率有明显的地理差异，高发国家或地区的发病率可以是低发区的 5~7 倍。总体上，西方发达国家如北美、新西兰、欧洲、日本、澳大利亚等国胰腺癌的发病率较高，非洲一些国家胰腺癌发病率较低，亚洲除日本外也属胰腺癌的低发区。随纬度增高，胰腺癌的发病率有增高趋势。全球胰腺癌世界人口标化发病率男性为 4.4/10 万，女性为 3.1/10 万。发达国家和地区男女性胰腺癌标化发病率分别为 7.9/10 万和 5.0/10 万，而发展中国家和地区则为 2.5/10 万和 1.7/10 万。全球每年胰腺癌新发病例多达 23 万。

388. 我国胰腺癌的发病率是多少？

我国胰腺癌的总体发病率约为 5.6/10 万、较 20 年前上升了 3 倍，位于中等偏低水平。80 年代胰腺癌在肿瘤排行榜上占第 10 位，近几年有上升趋势。我国中心城市胰腺癌的发病率已接近欧美地区，达到了高发地区的水平。其中上海市发病率最高，男性达 11.4/10 万、女性为 10.2/10 万，死亡率男性为 11.0/10 万、女性为 10.0/10 万。中国每年新发胰腺癌病例大约在 6 万例。

389. 现有科学技术水平下如何正确理解和面对胰腺癌？

胰腺癌是严重危及人类健康的疾患。胰腺癌发病率逐年升高、生物学行为特殊、早期诊断率低（但早期诊断是提高胰腺癌疗效的关键）、对现有治疗方法不敏感、预后极差。手术可能是目前唯一可以治愈的方法，但胰腺癌的手术复杂、危险性高，疗效并不令人满意。放化疗效果不理想。

因此，对胰腺癌应正确理解、积极面对。

对胰腺癌的高危人群，要提高警惕、定期体检，做到早诊早治。

　　对已患胰腺癌的患者，要积极治疗，尤其是到专业的医疗机构进行规范化的综合治疗，通过多学科的综合治疗弥补单一治疗手段治疗效果差的缺憾。通过对胰腺癌的规范化综合治疗，提高胰腺癌整体疗效、改善胰腺癌手术转归（减少并发症率和死亡率）、避免治疗过度和治疗不足，减轻患者的负担（经济上、心理上和身体上的负担），节约医疗资源，便于学术交流和总结经验、改进治疗方法等，因此，综合治疗是事半功倍、经济可行的方法。

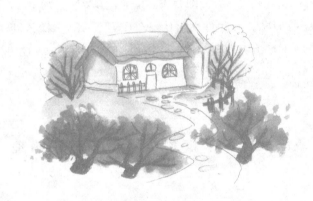

八、病因探究篇

390. 哪些因素易导致胰腺癌？

迄今为止，吸烟是唯一确定与胰腺癌发病相关的非遗传性危险因素。此外，肥胖、糖尿病、酒精以及慢性胰腺炎等也被列为可能与胰腺癌发病相关的危险因素。尽管目前胰腺癌高危人群的定义还没有达成共识，但是由于近年来发病情况的变化，比如患者群的年轻化趋势，使得一些传统上认为的高危人群范围应该扩大。因此，50岁以上，长期吸烟、饮酒，有"三高"饮食习惯，以及慢性胰腺炎等传统上认为的高危人群应该高度重视，但这些人群以外者并不意味着可以高枕无忧。如果出现以下情况，应该提高警惕：①腰背部疼痛，消化不良，甚至出现黄疸；②非糖尿病患者出现的血糖异常升高，或反复发作的胰腺炎；③短期内不明原因的体重明显下降等。有上述症状者，应该到专科医院重点检查。

391. 吸烟和胰腺癌发病有关吗？

吸烟是唯一确定的与胰腺癌相关的危险因素，但仅有约30%的胰腺癌患者为吸烟人群。吸烟与胰腺癌发病相关，吸烟者较不吸烟者发生胰腺癌的风险增加约70%，且危险程度与吸烟量呈正相关，戒烟10年者发生胰腺癌的风险较从未吸烟人群仍高。国际胰腺癌协作组织进行的研究结果也支持上述结论。

值得一提的是，关于被动吸烟与胰腺癌发病之间联系的研究较少。从目前有限的数据看，被动吸烟似乎与胰腺癌发病没有显著关系。

392. 家族性胰腺癌患者的亲属有哪些危险？

胰腺癌有家族聚集的特点，胰腺癌患者中有胰腺癌家族史者是非胰腺癌患者的 3~13 倍。7.8% 的胰腺癌患者有家族史，而正常人只有 0.6% 有家族史；5% 的胰腺癌患者第一代亲属中患胰腺癌，正常人中仅 1.5% 患胰腺癌，说明胰腺癌有家族聚集的趋势。目前，家族性胰腺癌是已经确定的遗传肿瘤综合征，约占全部胰腺癌的 3%。

393. 胰腺癌会遗传吗？

胰腺癌与遗传相关，以下两点可以证实：首先，胰腺癌形成过程伴随着显性突变的累积；其次，那些遗传了基因突变的个体，发生胰腺癌的风险更高。有四类基因参与胰腺癌的发生：癌基因、抑癌基因、基因组维护基因和组织维护基因。基因突变中，一部分从家系遗传，称为胚系突变；另一部分为后天突变，引起组织的肿瘤发生，不会遗传给后代，称为体细胞突变。因此，并非所有的胰腺癌均会遗传，胰腺癌的发生与先天突变和后天不良致癌因素的暴露有关。

与胰腺癌发病危险增加相关的遗传综合征有：家族性非典型性多发痣、恶性黑色素瘤、乳腺癌、遗传性非息肉性结直肠癌、家族性胰腺炎、Peatz-Jeghers 综合征等。这些综合征的患者体内有与胰腺癌相同的突变基因。

394. 慢性胰腺炎和胰腺癌发病有关吗？

慢性胰腺炎被认为是胰腺癌的独立危险因素。慢性胰腺炎具有胰腺癌发生的致病环境。慢性胰腺炎可促进基因的不稳定性、增加血管的生成，其病程中的炎性细胞、化学因子和细胞因子可调节肿瘤微环境中所有细胞的生长、迁移和分化，包括肿瘤细胞、成纤维细胞和内皮细胞的形成。

395. 生活习惯和胰腺癌发病有关吗？

胰腺癌与生活习惯关系密切，但多是模棱两可或模糊不清的概念，包括：

饮酒：饮酒与胰腺癌发病的关系尚不明确。但多项研究表明，大量饮酒者罹患胰腺癌的风险显著增高，最近国际胰腺癌病例对照协作组织的研究数据支持上述结论，但中等量饮酒者的风险并未显著增加。

咖啡：目前尚不能肯定饮用咖啡与胰腺癌发病之间的关系。

肥胖：过量热卡摄入导致的肥胖可增加胰腺癌发生的危险性；而体育锻炼可保持正常的体重并可降低胰腺癌发生的危险性。体重指数（BMI）增加，胰腺癌罹患风险也显著增高，且二者具有显著的量效关系。肥胖者（BMI ≥ 30）较正常体重者（BMI 18.5~24）胰腺癌发生风险增加47%。

饮食习惯：尽管食物摄入与胰腺癌风险的关系未有定论，但增加蔬菜和水果的摄入能够显著降低胰腺癌发生风险，水果与蔬菜中的营养成分（如维生素 C、维生素 E，类胡萝卜素及其他抗氧化剂）可显著降低胰腺癌发病率，而高脂肪及肉类摄入可显著增加胰腺癌发生率。

396. 糖尿病和胰腺癌发病有关吗？

糖尿病被认为与胰腺癌发生相关，但二者之间的关系仍存在争议，二者间的因果关系尚不能证实。因此，糖尿病与胰腺癌发病之间的关系有待于进一步研究。

397. 其他疾病和胰腺癌发病的关系如何？

胆石症可能是胰腺癌的危险因素。而高胆固醇、高脂肪饮食可能是胆石症及胰腺癌的病因，胆石症可因胆管阻塞、胆汁淤积引起胰腺炎，故胆石症可能通过与饮食的协同作用引起胰胆管的慢性炎症发展为胰腺癌。

398. 部分良性疾病手术史和胰腺癌发病的关系如何？

有研究报道阑尾切除、胃部分切除、胆囊切除和扁桃体摘除术等与胰腺癌的关系，但尚无定论。

阑尾作为淋巴器官对于人体抵抗结核感染和癌变非常重要，可抵抗某些对遗传物质可致癌的有害刺激。Haines 等的研究认为阑尾切除术对胰腺癌无统计学意义，而 Kokic 等的研究则认为阑尾切除术对胰腺癌有保护作用。胆囊切除术与胰腺癌的关系文献报道不一致。胆囊切除术导致胰腺癌的动物实验依据是：胆囊切除术增加血循环中血清缩胆囊素水平，而胆囊收缩素与大鼠胰腺重量、胰腺 DNA 量及 DNA 合成有关，并能引起胰腺细胞肥大及增生，从而导致胰腺癌的发生。

良性胃溃疡手术和胰腺癌发生的关系文献报道不一致。反对的意见认为胃手术不是胰腺癌的病因；支持者则认为胃手术是胰腺癌的危险因素、尤其是胃手术术后 20 年以上者。

综上所述，良性疾病手术史是否与胰腺癌发生有关尚无定论，仍需进一步探究。

399. 胰腺癌会传染吗？

目前并未证明某种寄生虫或微生物与胰腺癌的发病有确切的关系，因此目前认为胰腺癌并不会传染。

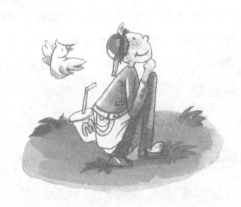

九、如何就诊篇

400. 如何选择就诊医院？

选择医院是看病的第一步，也是对诊断和治疗效果影响最大的。选择就诊医院应遵循：小病及时就近诊疗，大病选择三级、二级医院。小病是指常见病、多发病，可以及时到就近的社区门诊或一级医院就诊。大病是指当病情较重，诊断疑难，疗效不显时，及时选择二级以上医院就诊。二级以上医院根据收治范围分为综合医院和专科医院。综合医院诊疗范围广，分科齐全。专科医院专门从事某一病种诊疗，专业性强。选择二级以上医院就诊的患者可根据自身的时间、经济状况、医院的口碑，医院的性质（公立、民营）、医院的级别、是否为医保定点医院、地理位置的远近，以及对服务的要求等进行选择。

401. 如何在医院选择就诊科室？

综合性医院多按照疾病系统和部位分类，专科医院多按照治疗方法和部位分类。患者可根据所患疾病的部位和归属系统选择就诊科室。但对同一部位或系统，同时存在内外科不同治疗科室的问题。以肿瘤患者为例，未手术治疗的初诊患者，根据病变部位选择外科手术科室就诊，手术后的患者或不能手术治疗的患者可选择放射治疗或化疗科室。患者在就诊前可以通过电话或网络查询各医院门诊科室设置，选择正确的就诊科室，避免挂错号。

402. 如何做好就医前的准备？

二级以上医院门诊出诊医生在出诊时间内必须接诊大量的患者，很难有充足的时间详细解答每一位患者提出的全部问题。患者在就诊前最好做一些准备工作，提前梳理好向医生介绍的病情，需要问医生的问题，这样既可以节省时间，又可以避免因临时考虑而疏漏某些重要的细节。此外如果患者已在其他医院检查或治疗，应将已有的检查结果和病历资料带全，以便医生进一步诊断和治疗。

403. 如何选择医院的专家门诊？

目前多数医院都设有简易门诊、普通门诊、专科门诊、专家门诊及专业组门诊、特需门诊等，以满足不同层次的需求。建议初诊患者挂普通门诊，因为初诊时无论是专家门诊还是普通门诊

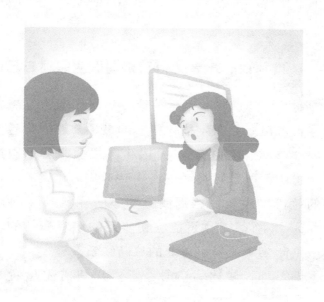

医生都要根据病情先让患者做相应的检验、影像检查，肿瘤性疾病还需要做组织病理学检查才能确诊。患者复诊或有疑难疾病并检查资料完善者可选择专家门诊。患者可根据医院专家介绍栏或网站上的专家介绍了解各专家的专业特长，结合自身病情选择合适的专家。

404. 查体时发现某项肿瘤标志物检查结果偏高，是否应做进一步检查？

肿瘤的诊断不能单独依靠肿瘤标志物的检查，单次肿瘤标志物升高的意义并不大，只有动态的持续升高才有意义。如果体检发现某个或某几个肿瘤标志物持续升高，那么应提高警惕。肿瘤标志物在不同系统肿瘤有不同的表现，如 CEA 常出现在肠癌、胃癌；CA19-9 常出现在肠癌、胰腺癌；CA153 常出现在乳腺癌等。如果出现升高，则需要根据肿瘤标志物提示的病变进行进一步检查。部分医院还设立防癌门诊提供体检异常结果的咨询。

405. 就医时，患者如何正确向医生叙述自己的病史？

当患者到医院就诊时，医生的第一句问话通常是患者感到哪儿不舒服。患者最好向医生描述就诊的最主要原因或感受的最主要痛苦。如"咳嗽、咯血 3 天"，医生会根据患者的叙述，初步判断出患者患的可能是呼吸系统疾病而不是消化系统疾病。患者首先描述的就诊最主要的原因或最明显的症状或（和）体征等在医学上称为"主诉"，主诉能够初步反映患者病情的轻重与缓急，对医生判断疾病能提供重要的诊断线索。

除"主诉"外，叙述病情时，还要详细描述起病的诱因和方式，如是否是受凉后出现的咳嗽、咯血，症状的发展和变化，有没有其他伴随症状，是"新病"还是"老病复发"，用过什么药，效果如何，以及食欲和大便、小便状况等。既往是否患有其他疾病，如高血压、肝炎、结核病史，以及是否对某种药物有过敏情况。此外，如果家族成员患有某种肿瘤病，尤其是恶性肿瘤都应该告诉医生。据统计，单单依靠患者的主诉及病史，医生就能对 60% 的患者作出正确的诊断，可见临床表现是疾病诊断的重要依据，正确地叙述病史非常重要。

406. 以黄疸为主要表现的胰腺癌患者如何向医生讲述病情？

以黄疸为主要表现的患者就医时，应该告诉医生：自己什么时候开始出现黄疸，是否伴有皮肤瘙痒等；大便是否为白陶土色，小便颜色是否深黄；黄疸是否逐渐加重，病程中是否有减轻的现象等；还应告诉医生最近是否出现食欲减退、腹胀腹痛、恶心呕吐、呕血黑便，体重有无明显减轻，有无乏力；出现黄疸后到什么医院诊疗，做过什么检查和治疗以及治疗后的效果；既往有无肝炎、血液病等可能引起黄疸的疾病等。

407. 以疼痛为主要表现的胰腺癌患者如何向医生讲述病情？

以疼痛为主要表现的患者就诊时，应向医生讲述下面情况：从何时开始出现疼痛，是突然出现还是逐渐出现，是否有诱因；疼痛的部位，是位于上腹部，还是其他部位如心前区，是否有腰背部痛及晚间疼痛明显；疼痛的轻重程度和性质，是钝痛、绞痛还是隐痛，是间断性腹痛、还是持续性腹痛，与进食有无关系，是饥饿时疼痛、还是进食后疼痛，是否向肩背部放射性疼痛；疼痛可否自行缓解，如何缓解；是否伴有皮肤发黄、白陶土色大便，是否腹胀、恶心呕吐、呕血黑便，体重有无明显减轻，有无乏力；出现疼痛做过哪些检查和治疗及治疗后的效果；既往有无冠心病、胃溃疡等疾病史。

408. 以消瘦为主要表现的胰腺癌患者如何向医生讲述病情？

以消瘦为主要表现的患者就诊时，应告诉医生：从何时开始出现体重下降，下降了多少公斤；是否伴有乏力、食欲减退；是否有皮肤巩膜发黄，是否有大便颜色变白；是否出现腹胀腹痛、恶心呕吐、呕血黑便；既往有无糖尿病、甲状腺功能亢进等引起消瘦的其他疾病等。

409. 家属如何向患者交待病情？

患者的心理状态对于疾病的诊治至关重要，患者过分的紧张、焦虑、恐惧显然是不利于医生进行治疗和患者的康复。而且低落的情绪会对患者的饮食、睡眠产生不良影响，也会使患者的免疫力降低。因此，作为家属如何告知患者病情，是个需慎重考虑的问题。如患者的心理素质好，不惧怕疾病，愿意了解自己的病情，并能积极配合医生进行治疗，那么家属可将病情告知患者，同时多讲一些积极有利的因素，成功的病例，以鼓舞患者战胜疾病的信心。如果患者性格脆弱、多疑、悲观，承受力差，家属可用善意的谎言来安慰患者，减少患者产生极端情绪，悲观失望，不配合治疗等。要注意患者的工作性质、文化背景、性格、年龄不同，接受疾病的能力也不同，应该采用相应的方式，以取得最好的效果。

410. 怀疑胰腺癌时患者应如何就诊?

胰腺癌的发病集中在中老年时期。40 岁或 40 岁以上有下列任何临床表现的患者应该到医院进行检查，排除患胰腺癌的可能：有梗阻性黄疸；近期出现无法解释的体重下降超过 10%；近期出现不能解释的上腹或腰背部疼痛；近期出现模糊不清又不能解释的消化不良、而检查显示消化道正常；突发糖尿病而又没有使之发病的诱因（如既往无家族史、又非肥胖者）；突发的、无法解释的脂肪泻；自发性胰腺炎的发作等，如果患者是嗜烟者应加倍怀疑。

早诊、早治是胰腺癌治疗的关键，如果怀疑胰腺癌应及时到医院、尤其是肿瘤专科医院就诊，进行胰腺癌的专项检查，短时间内明确或排除胰腺癌的诊断。

已临床确诊的胰腺癌，应该进行多项、全面的检查，包括组织细胞学诊断等，根据病情不同，需要进行的检查包括血液检查（肝肾功能、肿瘤标志物等）、超声、CT、MRI 和内镜超声等，如有必要还需要进行 PET-CT 检查。最终明确诊断、临床分期，制订下一步治疗方案。

411. 胰腺癌看病的流程是怎样的?

胰腺癌是治疗难度最大的肿瘤之一，目前唯一能够治愈的方法是外科治疗。另外，胰腺癌常伴有的黄疸和消化道梗阻也需要外科处理。

怀疑胰腺癌时应当首先就诊于外科，尤其是肿瘤外科，进行胰腺癌的专项检查，评估是否有手术切除的机会和就诊时的状况是否需要外科治疗。如具备手术条件则首选手术治疗。

如存在较重的黄疸，在接受其他治疗前，还需要进行减黄治疗。这就需要经外科医生评估，是手术进行减黄还是转介入科，由介入科行胆管引流减压治疗。

如果患者病情较重，无法手术治疗。则根据外科医生的初诊意见，到内科或者放疗科就诊。但放化疗前需要组织细胞学诊断，需要到腔镜科或影像诊断科在内镜超声或 B 超、CT 等影像引导下穿刺，获得组织细胞学证据。

获得组织细胞学证据后，最好在多学科会诊参与下决定放疗、化疗或同步放化疗。

在接受放疗和化疗后，如肿瘤缩小，具备手术条件，则仍转回外科治疗。

姑息性治疗包括最佳的支持治疗和止痛治疗，是胰腺癌整个治疗过程中不可或缺的，必须贯穿胰腺癌治疗的整个过程中。

改善胰腺癌治疗效果的有效途径是多学科综合治疗，如患者病情需要，应通过多学科会诊、对整体病情和治疗措施进行评估和整合，寻找最佳的治疗方案。

412. 早、晚期胰腺癌都在一个科室看吗？

胰腺癌治疗的方法主要包括手术、化疗、放疗和生物治疗等。根治性手术仍然是胰腺癌唯一有效的治愈方法，但晚期患者手术复杂、创伤大、并发症发生率高，肿瘤无法完全切除，不能改善预后，不适合手术。因此，早期胰腺癌患者最好先到外科就诊，而晚期失去手术机会的患者最好到放疗科或化疗科就诊。

很多胰腺癌在诊断之时已处于中晚期，手术切除率相当低。目前认为，只有手术切除掉肿瘤才能取得最好的疗效，我们能否创造条件进行手术切除呢？采用各种方法使病变缩小是其中的思路之一，即术前新辅助治疗，包括新辅助化疗、新辅助放疗和新辅助放化疗。新辅助治疗的概念是从外科的角度提出的。化疗的主要目的是提高切除率，即将原本不能切除的肿瘤通过化疗缩小后进行切除。对于适合新辅助治疗的相对早期的患者，首先在外科就诊，由外科医生评估确定手术暂时无法切除或暂时不适合切除后，建议去放疗或化疗科就诊并接受新辅助治疗。新辅助治疗两个周期左右评估是否可切除，可切除者转外科进行手术、术后仍需要辅助治疗；评估不能切除者、继续辅助治疗。

413. 在综合性医院诊断为胰腺癌，转到肿瘤专科医院需要做哪些准备？

患者的准备：胰腺癌的患者大多年龄偏大，常患有一些全身疾病；晚期胰腺癌患者很可能一般状况差。而无论是手术治疗还是放疗、化疗，对患者的身体状况都有一定的要求。最好在综合医院评价有无高血压、糖尿病、心脏病、活动性肝炎、结核等疾病，将疾病控制稳定，使患者能够耐受手术或者放化疗。

相应医学资料的准备：包括当地医院的化验、影像学（B超、CT、MRI等）检查、胃镜和胃肠道造影、穿刺和病理资料（尤其是病理切片或病理蜡块）；如果当地已经手术需携带手术记录；如经过化疗要携带化疗所用哪些药物、用药的量和时间等化疗记录；如已放疗要携带放疗计划、照射野、照射剂量等放疗记录等。这些资料对患者的病情分析、下一步的检查和治疗都有非常重要的参考价值。

414. 检查期间肿瘤会进展吗?

理论上恶性度高的肿瘤进展快,但一般的检查都能够在较短的时间内完成,在此期间不会发生肿瘤的明显进展。而治疗前必须进行必要的影像学、实验室及病理检查,才能制订科学的治疗方案。在治疗过程中,定期复查对于评价肿瘤的治疗效果和**预后**有至关重要的作用。不应因为担心肿瘤进展而取消必要的检查;同时,对于恶性程度较高的肿瘤,应当尽量减少检查的间隔时间。

415. 什么样的胰腺癌患者去看会诊中心最合适?

胰腺癌的综合治疗仍然是以外科治疗为主,放疗、化疗为辅,并在探讨结合免疫和分子等生物治疗的新方法。胰腺癌的恶性程度比较高,手术切除率很低,无法手术的患者需要进行综合治疗。即使能够手术,大多数患者也需要术后综合治疗。对于新辅助治疗联合手术治疗的患者,需要外科、内科、放疗科等科室的多科合作,也适合去看胰腺癌会诊中心。

由于胰腺癌现行的治疗方法均不理想,多种治疗措施的互补就显得尤为重要,因此,对于胰腺癌患者而言,应尽量选择会诊中心的诊治。

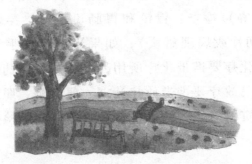

十、典型病例篇

病例一　早期胰头癌治疗成功病例

患者男性，61 岁。2004 年因上腹部不适在当地医院就诊发现胰腺占位，为明确诊断来医院检查。经门诊 CT、内镜超声检查诊断为胰头癌，肿瘤 1.5cm×1.0cm 大小，与肠系膜血管关系尚能分清。

经积极准备后行根治性胰十二指肠切除术，手术恢复顺利。术后病理为胰腺（头部）高-中分化导管腺癌，切缘净、淋巴结转移性腺癌 0/26。术后患者恢复良好，住院 14 日后出院。

术后密切随诊，患者存活至今（已 9 年），生活质量良好。

病例二　早期胰体尾癌治疗成功病例

患者男性，63 岁，3 年前体检时发现 CA19-9 明显升高。无腹痛、无背痛，稍感乏力，无反酸嗳气，无呕血黑便，无头晕、昏厥。B 超检查提示：胰体占位，大小约为 2cm×1.5cm。CT 检查发现胰腺体部占位，病变位于胰腺实质内，邻近脾血管，考虑胰腺癌。门诊以胰腺癌收入院治疗。

患者入院后完善检查和术前准备后接受根治性胰体尾联合脾切除。术后病理回报：胰腺高-中分化导管腺癌。肿瘤大小为 1.6cm×1.8cm、位于胰腺实质内，未侵犯胰腺被膜，肿瘤未累及脾。胰腺切缘未见癌。肿瘤周围胰腺呈慢性胰腺炎改变。脾组织，脾门另见副脾。淋巴结转移性癌（0/16）。术后恢复良好。

术后未接受放化疗，接受定期复查。每 3 个月复查一次。至今术后已 2 年 7 个月，未见肿瘤复发和转移。

病例三　中期胰腺癌治疗成功病例

患者女性，56 岁，3 年前无明显诱因出现上腹隐痛，无恶心、呕吐，无呕血、黑便，无头晕、昏厥。做 CT 检查发现胰头部占位，肿瘤大小约 3cm×3cm，主要位于胰头部，与十二指肠关系密切，和肠系膜血管边界尚清晰。患者自发病以来精神、饮食、睡眠可，大小便正常，体重无明显减轻。

入院后完善检查和术前准备后行剖腹探查术，术中发现肿瘤位于胰腺头部，侵犯十二指肠，但仍可切除。行胰十二指肠切除术。术后病理为：胰腺中-低分化导管腺癌。肿瘤大小为3.2cm×3.5cm，侵犯胰腺被膜，局部十二指肠受侵。胆总管、胰腺、十二指肠、胃及腹膜后切缘未见癌，淋巴结转移性癌（0/12）。

术后患者接受同步放化疗，联合希罗达。治疗结束 1 个月后，开始健择+奥沙利铂的联合化疗。

化疗结束后开始定期复查，第 1 年每 3 个月 1 次，第 2 年每 6 个月 1 次，其后每年一次。目前手术后 3 年 1 个月未发现肿瘤复发和转移。

病例四　晚期胰腺癌治疗成功病例

患者男性，72 岁，1 年前无明显诱因自觉上腹不适，无恶心、呕吐，无呕血、黑便，无头晕、昏厥。患者未予重视，1 个月前患者上腹不适加重，尤其在进食后明显，并间断出现背部疼痛，做超声检查提示：胰腺尾部占位，肿瘤大小为 5cm×5cm，同脾脏关系密切。超声内镜检查发现胃内有潴留物，肿物位于胰腺体尾部，肿瘤侵犯肠系膜血管，同空肠起始部关系密切。入院诊断为胰体尾占位、恶性可能大，伴不全肠梗阻（空肠上端梗阻）。

为解决存在的肠梗阻，行剖腹探查术，术中发现肿瘤侵犯肠系膜血管，无法切除，空肠起始部受肿瘤压迫。行胃空肠吻合术，术中放疗和间质化疗。术中放疗为电子线。间质 5-FU 缓释剂化疗，瘤体内均匀植入。

术后患者接受体外同步放化疗，联合希罗达。同步放化疗结束后，患者使用健择+替吉奥联合化疗。

接受治疗后，背部疼痛消失。化疗结束后可正常进食，体重恢复至治疗前水平。目前术后 1 年 1 个月，尚未出现肿瘤进展。

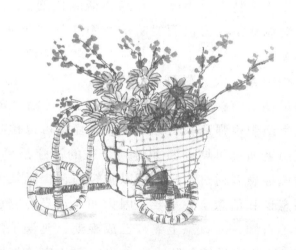

十一、名家谈肿瘤

增强"自我科学抗癌"意识

陆士新，著名肿瘤病理生理学专家，研究员，中国科学院院士

癌症已成为我国人群死因的首位，具有发病率高、死亡率高、治疗费用高等特点，因此，人们"谈癌色变"。目前，学术界普遍认为对癌症不要恐惧而要防治，癌症是"可防可治"的。肿瘤防治的关键仍然是要坚持以人为本、自我抗癌，实施预防为主、防治研相结合，大力做到肿瘤防治"三早"，即早期预防、早期诊断和早期治疗；"三早"是癌症"可防可治"的核心和基础。世界卫生组织也强调：三分之一的癌症是可以预防的，三分之一的癌症患者通过早期诊断并得到合适的治疗是可以治愈的；三分之一的癌症患者通过治疗，可以减轻痛苦，延长生命。人群的自我抗癌意识和信念至关重要，因为如无自身防癌意识，接触致癌因素而不自知，一旦患上癌症已成晚期，延误了病情。

控制癌症应当以早期预防为主，我们究竟应该怎样做才能实现"三早"呢？首先，我们要积极增强"科学自我抗癌意识"，注意在生活中远离致癌因素，并积极做到合理营养、适当运动、戒烟限酒、心理平衡等健康生活方式，自我预防癌症发生。近二十几年来，在我国食管癌、肝癌、胃癌等肿瘤高发区所进行的病因学调查研究的基础上，开展了国际上最先进的大规模人群预防研究，现在已取得可喜的成果，树立了癌症"可防"的典型，

并增强了我们对癌症可以预防的信心。

癌症的发生发展是多阶段逐渐演变的过程，在癌前病变和早期癌阶段就进行治疗是可以不发生癌症或可以被治愈的。什么是癌前病变呢？癌前病变是指人体组织中某些细胞在人体内外环境中的物理、化学、生物以及慢性炎症等刺激因素长期不停地作用下，细胞形态和分子组成发生有变成癌趋向的病理变化，再经过一段时间后，这种病变的一部分或少部分可能发展演变成癌。但是，癌前病变患者在去除物理、化学、生物以及慢性炎症等刺激因素，或给予化学干预（治疗），癌前病变可以被逆转为正常。"癌前病变"发展成侵袭性癌的过程一般需要 10 年左右的时间。如在林县我们发现食管上皮重度增生的人，经增生平治疗可以逆转为正常，成功阻断了重度增生上皮演变成癌。因此，预防及治疗癌前病变，对预防肿瘤有着积极意义。

癌前病变和器官组织的炎症与不典型增生密切相关，炎症往往伴随细胞重度增生（不典型增生，原位癌），我们已知的一些病变如：食管上皮重度增生、胃的瘢痕性溃疡、萎缩性胃炎、胃息肉、慢性支气管炎、肝细胞不典型增生、宫颈糜烂或息肉、乳房囊性腺病、乳腺导管内乳头状瘤、溃疡性结肠炎、结肠腺瘤及结肠息肉、膀胱黏膜上皮增生及化生、鼻咽部柱状上皮及不典型化生等都可视为癌前病变，上述的癌前病变的长期存在与发展就可能转变为癌症。因此，个人应积极治疗器官组织的炎症和严重增生性疾病是预防癌症的重要措施。

在生活中，我们究竟应该怎样做才能实现肿瘤的"早期发现，早期治疗"呢？首先，进行自查，要早期发现癌瘤，除医生的检查外，自我检查也是非常重要的。如乳腺癌等往往是自查发现肿块的，所以要经常进行自我检查。除自查外，要重视每年正规体检，体检也是"早期发现"癌瘤的重要途径。癌瘤"早期治疗"是非常重要的，它直接影响患者的生存；有研究表明：

肿瘤大小与手术后生存率密切相关，肿瘤直径越小相对生存率就越高，肿瘤直径越大相对生存率就越小。一旦发现肿瘤应及早到医院进行规范化治疗。但治疗肿瘤也不是什么治疗手段都用上才好，要防止"过度治疗"。

普及癌症知识是预防癌症的重要手段。在癌症防治工作中，要有更多的有关癌症方面的科学普及读物问世，以利于群众增强"自我科学抗癌"意识，来改变癌症不可预防和无法治疗的观点，并积极行动起来，做到"三早"，控制和预防癌症。

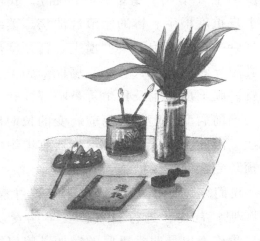

五十年来我国肿瘤防治工作的发展和体会

孙燕，著名肿瘤内科学专家，主任医师，中国工程院院士，中国医学科学院中国协和医科大学名医

回顾半个多世纪我国临床肿瘤学的发展，真有些沧桑之感。新中国成立初期，由于当时卫生的状况，肿瘤学不被重视。直到建国10年以后我国才开始重视肿瘤问题，并启动了比较全面的规划、建设和研究。我有幸在1959年调入肿瘤医院（当时称日坛医院），正好参加我国几位临床肿瘤学元老，吴桓兴教授（时任中国医学科学院肿瘤医院院长）、金显宅教授（时任中国医学科学院肿瘤医院顾问）和李冰教授（时任中国医学科学院肿瘤医院党委书记兼副院长）的领导下对我国临床肿瘤学的发展进行的讨论，并制定了以综合治疗为模式的发展方向。随之，就临床肿瘤学发展达成4项共识，即预防为主、中西医结合、基础研究与临床研究结合、综合治疗。虽然在今天，综合应用现有手段诊断、防治肿瘤已经深入人心，为国内外学术界所接受，但是这在当时的条件下就能准确把握总攻方向还是难能可贵和具有远见的。

在十年浩劫中肿瘤工作受到极大破坏。人员被下放，甚至连苦苦积累的病理标本都被埋掉。但在1972年周恩来总理冲破"四人帮"的阻挠，对肿瘤工作做出了重要指示：肿瘤是多发病、常见病；应当深入调查摸清我国的发病情况，并采取预防措施；结合我国具体情况和实践经验编写我国自己的参考书；大力开展高发区研究等等，明确了我国肿瘤学前进的方向，也成为我们开展工作的重要指导原则。

改革开放以后，我国临床肿瘤学事业得到了飞速的发展，各省市都建立了肿瘤医院，很多综合医院也成立了肿瘤科，研究工作也得到发展。

肿瘤内科治疗也已经有了很多进展，相当多的常见肿瘤，如滋养细胞肿瘤、急性白血病、睾丸肿瘤等，已经可以通过内科治疗达到根治；另一些常见肿瘤，如乳腺癌、肺癌、大肠癌、胃癌和骨肉瘤等，内科治疗也都占有相当重要的地位。此外，我们在肿瘤治疗理念方面已经有了很大进步，例如多种方法和途径的综合治疗、加强预防术后播散，特别是远处转移的内科辅助治疗研究、重视生存率和生活质量的提高等。

近10年来，不断有新的针对肿瘤受体、调控和生长关键基因的靶向药物问世，从分子、受体、信号传导等方面的研究把病因、预防和治疗很好地连贯起来。分子靶向治疗虽然在现阶段还不能完全替代传统的手术和放化疗，但其重大意义在于可以使治疗更具靶向性，更好地实现治疗个体化。而根据肿瘤的分子靶点决定治疗方案的策略与我国传统医学理论中的"辨证论治"和"同病异治、异病同治"不谋而合。靶点的诊断必然会成为未来肿瘤诊断以及个体化治疗方案制订的必要步骤。对患者的靶点监测也应该受到重视。

我们已经开始思考什么是我国临床肿瘤学的特点，其中包括：中西医结合，辨证论治——提高预见性；同病异治、异病同治——实现有的放矢；循证医学、规范化、个体化；扶正祛邪——重视宿主情况、基础疾病、免疫和骨髓功能重建等；治未病——重视预防、重视防止复发；以人为本——重视生活质量和远期结果等等。

最近，美国著名临床肿瘤学家 DeVita 在一篇题为"癌症研究200年"的文章中系统复习了有关肿瘤诊疗的进展情况。可以看出近百余年来人们对肿瘤的认识已经有了长足的进展和提高。在20世纪70年代由于综合治疗，儿童期白血病和霍奇金病的疾病特异性死亡率开始显著下降。在引入常见癌症（例如乳腺癌和结肠癌）的更好早期诊断和预防措施以及有效辅助治疗之后不久，总死亡率开始下降。所有癌症的5年相对生存率在通过《国家癌症法案》之前的20世纪60年代末为38%，而现在为68%。在美国，癌症总死亡率从1990年开始下降，自此以后总体已下降24%。对2015年的直线推测提示，癌症死亡率的总绝对下降将约为38个百分点。所以，我们对制服肿瘤的前景应当是乐观的，但这无疑需要几代人艰辛的努力。

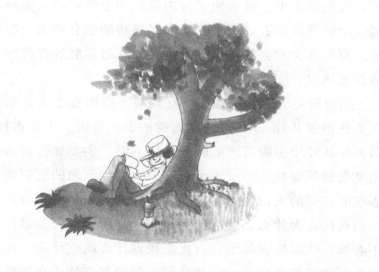

少吃多动　预防肿瘤

程书钧，著名实验肿瘤、肿瘤化学和遗传毒理学专家，研究员，中国工程院院士

科学研究表明，终身维持健康的体重是预防肿瘤最有效的措施之一。超标体重和过于肥胖，会促进某些肿瘤发生，包括食管癌、胰腺癌、结直肠癌、肾癌、子宫内膜癌和绝经后的乳腺癌。肥胖是这些肿瘤发生的非常重要的促进因素。肥胖和体重超标还会增加许多慢性病（如高血压、脑卒中、冠心病和 2 型糖尿病）发生的机率。肥胖会影响许多激素和生长因子的水平，肥胖人群胰岛素样生长因子 1、胰岛素和瘦素水平均升高，性激素在肥胖相关肿瘤中也起重要作用，因为脂肪组织是性激素合成的重要场所，性激素水平过高可使子宫内膜癌和绝经后的乳腺癌发病率增高。肥胖者常伴有轻度炎症状态，脂肪细胞会产生一些促炎性因子，而慢性炎症会促进肿瘤发生。因此避免肥胖在肿瘤预防中占有重要地位。

如何避免肥胖？关键在少吃多动。美国有个诺贝尔生理和医学奖获得者 Brenner 讲过一段有趣的事，他说，人在古代的时候，因为生活环境很艰苦，吃的东西很不够，主要靠打猎为生，所以他老是到处要找吃的。多少年、多少代传下来的人就是那些有很强吃的欲望的人，他们下丘脑逐渐形成老想吃的兴奋灶，这就是我们现代人为什么老想吃的原因。可是到了今天，诸位吃东西用不着像古代那样去找了，古代是找到什么就吃什么，现在你家里伸手就拿得到东西吃，可是我们大脑的兴奋灶还在那里，还叫我们吃、吃、吃，其实你肚子一点都不饿，只是为了满足这个兴奋

灶，你就老要吃，没有事的时候要吃，看电视也要吃，造成你营养过剩。储存过多的营养的最佳方式就是把它转化成脂肪（而不是蛋白质和碳水化合物），这种储存的能量可以很好去应对饥饿，这在古代艰苦的条件下是十分必要的，因此，过度营养转成脂肪而导致肥胖也是进化选择的结果。

导致超重的原因除吃的过多外，另一个原因就是体力活动太少。因此，合理必要的体力活动是极其重要的。研究表明，合理的体育活动，对预防和降低结直肠癌、乳腺癌、子宫内膜癌、胰腺癌、肾癌等都有良好作用。少吃多动，保持健康的体重和避免肥胖能预防和降低包括肿瘤在内许多慢性代谢疾病的发生，这是有深刻的科学道理的，是迄今为止科学上证明了的最有效的办法。人们生来就有点爱吃不爱动，我们懂得上述的科学道理后，就需反其道而行之。为了你的健康，预防肿瘤，少吃多动。

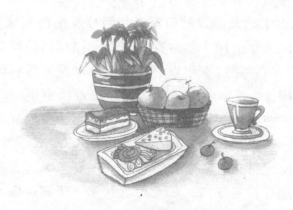

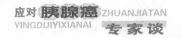

对癌症治疗的一点看法

殷蔚伯，著名肿瘤放射学专家，主任医师，中国医学科学院肿瘤医院放射科首席专家

一、癌症不再是不治之症

20世纪初肿瘤患者的5年生存率只有5%，身患恶性肿瘤几乎就等于死亡，因此人们谈癌色变。为此，人类开始致力于攻克肿瘤的研究，由于诊断及治疗技术的改进与发展，癌症患者的5年生存率在不断地提高，20世纪30年代为15%，60年代为30%。近半个世纪以来，随着CT、MRI、PET-CT等各种诊断设备与技术的应用与提高，促进了对肿瘤的早诊、早治；同时在治疗方面，无论是手术、放射治疗还是药物治疗都有了飞速的发展，至20世纪90年代肿瘤患者的5年生存率提高到45%。2012年美国癌症协会发表统计报告显示：1975~1995年间在美国确诊的癌症患者治疗后5年生存率为49%，而到2001~2007年提高至67%。由于绝大多数肿瘤复发与转移发生在癌症诊治后的5年以内，因此医学上用5年生存率来表示癌症的治疗效果。对肿瘤患者来讲，生存超过5年以后再次出现复发或转移的机率就已经很低了，因此，5年生存率常常也代表着治愈率。现在我国诊治癌症的水平与国外大体相当。我们有理由相信癌症的治疗结果将来会更好。所以说癌症不再是不治之症。

不同部位的癌症治愈率有所差别，一般来说，表浅的癌症较深部脏器的癌症治愈率高，如女性乳腺癌、子宫颈癌、男性前列腺癌等治愈率高，而肺癌、胰腺癌等的治愈率相对较低。同一种癌症的早期与晚期的治愈率也不一样。早期乳腺癌、子宫颈癌、男性前列腺癌等患者的 5 年生存率可达 90% 以上，显著高于晚期患者；即使是预后差的如肺癌、食管癌也同样是早期患者的生存率显著高于晚期。所以我们倡导早期发现、早期诊断、早期治疗。当有异常发现时应尽早去医院检查。现在不少医院开展了防癌普查服务，可定期去检查。

二、癌症不是急诊

著名的肿瘤学家吴桓兴教授不断的告诫我们癌症不是急诊，他的意思是不要一诊断癌症就仓促治疗，而是强调在治疗前应进行必要的检查，制订周密的治疗方案。因为癌症的首程治疗至关重要。首程治疗不当，往往很难补救。他形象地比喻为就像剪裁衣服一样，裁的不好，很难补救。当然，患者被诊断出癌症后必然很着急，但要沉着，进行必要的检查，有时需要多学科的会诊后再进行治疗。精心地战前准备是取得胜利的重要保障。

三、现代的肿瘤放射技术

放射治疗学发展虽然已有 100 余年的历史，但较医学发展史而言，其历史短，不为人们所熟知。作为一名放射治疗科的医生，我愿意介绍一下现代的放射治疗学。放射治疗主要用于治疗恶性肿瘤，是治疗恶性肿瘤的三大主要手段之一（即手术、放射治疗及药物治疗）。早期放射治疗是通过放射性同位素^{60}钴产生 γ 射线或由直线加速器产生高能 X 射线和电子线来完成，也叫二维放射治疗技术，照射范围只能产生不同大小的长方形和（或）正方形照射野。但肿瘤生长的范围并不规则，放射治疗在杀灭肿瘤的同时，大量的正常组织也受到损害，导致了相应的放疗并发症。同时，为了避免对正常组织及器官产生不能接受的并发症，有时不得不减少照射剂量，致使肿瘤局部控制率下降或照射治疗后肿瘤复发率增加。

由于影像技术及电子计算机的发展，放射治疗从二维走到三维及四维治疗技术，即三维适形放射治疗、调强放射治疗、影像引导下放射治疗及自适应放射治疗等。换句话说，更准确、更精确的照射，能更好地照射肿瘤、同时更少地照射周围正常组织，其结果是提高肿瘤的治愈率，降低对正常组织的副反应。这些新技术的优势在一些肿瘤的治疗方面表现突出，如头颈部癌、前列腺癌等等。同时，这些新技术带来的是要在治疗前作更多细致的工作，如先行 CT（或 PET-CT）定位，在 CT 图像的每一层面上勾画肿瘤及一些正常器官，要用计算机软件即治疗计划系统计算出最合适的方案，因而放射治疗准备的时间相对较常规放射治疗长。近年来，发展的立体定向放射治疗，对一些小的肿瘤能治愈而无显著的副反应，如早期非小细胞肺癌等。但应该指出的是，如同所有的治疗方法一样，放射治疗也有其局限性，它也不能治疗所有癌症，需要结合每种癌症的特点，联合手术、药物治疗等方法综合治疗进一步提高疗效。

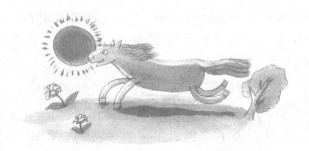

面对癌症作战的现代策略

储大同，著名肿瘤内科学专家，主任医师，中国医学科学院肿瘤医院内科首席专家

一、癌症的发生发展规律

在我们每个人的身体里，实际上都存在着不同的突变细胞。一旦身体的免疫监视功能不能发现、攻击这些突变细胞的时候，它就会由一个变两个，两个变四个，四个变八个，呈指数级增长，在很短的时间内就能变成肿瘤。直径 1.5 厘米的一个球形结节就已含有 35 亿癌细胞（$3.5×10^9$）了。这时候就可以被螺旋CT、核磁共振扫描、PET/CT 等先进的仪器发现了。大家想想 35 亿癌细胞是个很大的数量！一些患者来就诊时已是癌症晚期，肿瘤细胞的计数远远超过这个数量，甚至能按斤计，肿瘤细胞数长到 12 次方，人就牺牲了。我们平常治疗肿瘤怎么治？早期可以切除，争取治愈。但当肿瘤细胞数量到 11 次方时已经转移得到处都是，没有切除的机会了。这时就应该使用有效的全身治疗手段，如化疗、靶向治疗、生物免疫治疗等，把肿瘤细胞的数量杀到 10^9 数量级以下，再想法不让它抬头。如果原发肿瘤在肺，我们称之为肺癌，可能转移到肝脏，也可能转移到骨头、转移到脑部。但是这里应该走出一个误区，癌细胞转移到肝脏的时候不能叫肝癌，只能说是肺癌的肝转移，以此类推。转移到全身各处以后，癌细胞总数量达到 11、12 次方时那是非常晚期的，因此，我们特别强调，肿瘤要早期发现，早期治疗。

二、不要谈化疗就色变，你有机会重振免疫力

一旦到了晚期，是否就完全不能治愈，就只能放弃了？当然

不是！其实，得了肿瘤，打仗的战略设计非常重要！怎么掌握好治疗手段-肿瘤组织-机体免疫力的三点平衡是一个极其重要的方面。很多人一听化疗都谈虎色变，觉得不能做。实际上我们要分析，肿瘤能够抑制机体免疫功能，肿瘤发展得越严重越抑制免疫功能！反过来，免疫功能提高了也能抑制肿瘤。比如放疗和化疗，既能够攻击肿瘤，对自己的免疫功能也是打击。所以治疗中机体的免疫功能跟治疗手段、肿瘤之间是三点平衡的关系。你不能光看放、化疗对身体的伤害。肿瘤被消灭以后，肿瘤对免疫功能的抑制就自然而然解除了。而放、化疗结束后它们对免疫功能的伤害也立即解除。所以我们任何一位患者在治疗时一定要把三点平衡的关系分析好。手术作为重要的治疗手段把肿瘤的大本营切掉，肿瘤细胞的数量急剧下降，对免疫功能的抑制一下子就被解除了。这时候再用放疗、化疗，进一步消灭残存肿瘤，虽然对免疫功能可能造成一定程度的暂时性抑制，但把肿瘤消灭以后，使肿瘤细胞的数量更进一步减少，这样肿瘤对免疫力的抑制更进一步得到解放。细细掂量如果用各种手段把转移灶中癌细胞总数减少到 3.5×10^9 以下，身体是完全有机会恢复免疫功能的！

三、利用高科技时代优势与肿瘤长期和平共处

对癌症作战的现代战争是建立在常规武器和信息网络系统高度协同配合的战略设计之上的。即科学合理地将手术、化疗、放疗与生物靶向治疗、免疫治疗、中医药治疗等有机地结合，达到全歼肿瘤并长期压住肿瘤的发生细胞（干细胞），使其永不抬头。之所以很多人的晚期肿瘤被治愈，就是因为将肿瘤细胞数量消灭到 35 亿左右后，再通过各种手段压住肿瘤干细胞并将免疫功能恢复到患肿瘤之前的状态。这时候残留肿瘤细胞的数量和机体免疫功能实际上已经达成了一个新的平衡状态。而这种平衡状态，在分子靶向治疗的时代，你如果有能力、有信心去努力，在医生的帮助下是完全可以争取实现的。也就是说，到那时你的机体与肿瘤已经成了长期和平共

处的双方，而这种状态经过努力完全可能持续一辈子。

分子靶向治疗是近年来的新生事物。由于科学家们发现了很多癌基因能驱动肿瘤的生长，因此就把它们叫做驱动基因。可喜的是也有很多新药能针对这些基因起到抑制作用，有效率都能在50%~70%，控制率都能达到80%~95%，均远远超过化疗。目前临床常用的分子靶向药物也已经有十几种。即使没有驱动基因存在的肿瘤，用一些影响微环境的靶向药物把它们的信号传导通路阻断，也能配合化、放疗作战而大大提高它们的疗效。

国际上有资料显示有些老人去世时不是因为肿瘤死亡，而是因为糖尿病、心血管疾病等原因。但在做尸检时却发现这些老人中很多人患有乳腺癌、前列腺癌等恶性肿瘤，但他们并不是死于癌症，而是死于其他疾病，这些人体内的癌细胞恰恰处于35亿左右的数量。这说明什么问题呢？说明他们生前有能力长期与这些癌症抗衡，达到一辈子和平共处的目的。在当代高科技发展的分子靶向治疗时代，就更具有做到这点的物质基础了。展望未来，让谈癌色变即将变成历史吧。

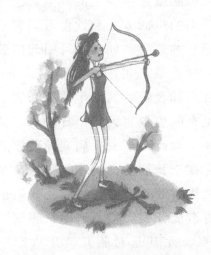

防治肿瘤，从改变自己做起

唐平章，著名头颈肿瘤外科专家，主任医师，中国医学科学院肿瘤医院前院长

说起肿瘤，大家心里不免咯噔一下，说是"谈癌色变"恐怕也不为过吧。虽然目前对肿瘤的诊治水平已经有很大提高，总体上一半以上的恶性肿瘤患者能够被治愈，但离彻底攻克它还有很长的路要走。下面结合我个人 30 余年的临床经验，就肿瘤预防、诊治谈一些自己的看法。

肿瘤有恶性和良性之分，良性肿瘤一般不会对生命造成太大损害，恶性肿瘤也就是我们通常说的癌症。癌症是人体生长到一定时机体细胞发生转化引起的肿瘤，生长不受限制而且容易出现转移，即使治疗后也可能复发。癌症病因复杂，其发生有些协同因素，它们或单独引起或加速癌症的发生。这些因素包括烟酒刺激、电离辐射、不当的生活方式和饮食习惯等。预防癌症的第一步就是减少这些因素的刺激。如吸烟可引起口腔癌、喉癌、肺癌等多个脏器肿瘤，过量饮酒可引起口腔癌、下咽癌、食管癌等，而长期食用腌制食品和食管癌的发生关系密切。特别是大量烟酒刺激，临床上可见有的患者每天喝半斤到一斤酒，吸 1~2 包烟。下咽和食管黏膜在长期刺激下发生病变导致癌症的多点发生。电离辐射虽然普遍存在于我们生活当中，如医院的 X 线检查、CT、核素扫描、家庭装修中的不合格石材等，我们也基本上不会想到过多接触会对自身造成什么影响，但甲状腺癌、白血病的发生与它的确有明显关系，尤其是对胎儿、儿童影响最大。1986 年，前苏联切尔诺贝利核事故就是个例证，事故发生后的二十年间，

该地区周边儿童的甲状腺癌发生率升高了几十倍。还有不良的饮食习惯，如吃饭太快、经常吃烫得食物、偏食、不爱吃水果等，均会对上消化道黏膜产生不良影响。预防癌症，还要保持健康向上的生活态度，经常锻炼身体，培养乐观的心态。积极乐观的情绪可以调节因压力而分泌的皮质醇和肾上腺素等激素的水平，增强机体免疫力。而有积极乐观心态的人身心更健康，死于心血管疾病的机率更低，肺部功能也更健全。预防癌症，应当定期体检，做到早诊、早治。有些癌症也有一定遗传性和家族性，癌症患者的子女较普通人得癌的机率更大，因此应当定期**筛查**，发现后尽早处理，治疗效果也会比较理想。

如果已诊断明确是癌症，应当如何应对呢，有四点建议提供给大家：

首先，建议初次就诊患者应当在有肿瘤治疗经验的正规医院就诊，切莫病急乱投医。对肿瘤的初次治疗十分关键，但由于国内医疗条件地区差异较大，不规范治疗屡见不鲜，患者可能因此而遭受多次治疗的苦痛，疗效一次比一次差。此外，误信游医、偏方、小广告，这些常常含有"包治""不用手术、放化疗""即刻缓解痛苦""祖传秘方"等诱人宣传，经常散布于医院周围，不仅给上当者造成经济巨大损失，更重要的是贻误最佳治疗时机，早期变晚期，能治疗的变成不治之症。目前治疗肿瘤的主要方法包括手术、放疗、化疗、分子靶向治疗等，主要根据患者的个体状况，肿瘤的部位、类型、分期采用不同的治疗方法。如早期喉癌可采用单纯手术、单纯放疗或激光治疗的方法，而晚期喉癌应用手术和放疗相结合的综合治疗；绝大部分甲状腺癌可单纯手术治疗，无需放、化疗，如病变侵犯广泛时可在甲状腺全切除后行^{131}I核素治疗。不同肿瘤均有一定的诊治规范，我院的综合查房制度更加保证这些患者得到个体化、科学、合理和有效的治疗方案。综合查房制度是我院针对复杂、疑难或需要多学科共同讨论的病例，召集包括外科、放疗科、肿瘤内科、诊断科、病理科医师一起研讨确定治疗方案的查房制度，特别是针对像下咽癌、乳腺癌、肺癌等这些需要多学科综合治疗的病种，在查房过程中确定患者的肿瘤范围、手术切除范围、功能重建方法、放化疗时机等等，使得患者在开始治疗前就确定了完整的治疗方案。

其次，肿瘤患者治疗时应做好家庭内部计划，安排好人员和经济保障。治疗肿瘤时间短则一两周，长则数年，通常为 1~2 个月。治疗时应安排好家人进行照顾和护理，家人的陪伴和呵护也是对身心遭受癌症折磨患者的一种安慰。虽然说现在来看病不至于砸锅卖铁、出卖房子家当，全民医保也覆盖了中国 90% 以上的人口，但治疗肿瘤的费用在几千至数百万不等，诊断措施有廉、有贵，一些化疗药物每个疗程都在几万以上，对一个普通家庭也是一笔不小的花销，因癌致贫常有发生，所以应当根据患者家庭经济状况量力而行，不要影响家庭其他成员的基本生活保障，医生们也会根据患者家庭的实际情况制订相对合理的诊治方案。

再次，肿瘤患者治疗后应坚持定期复查，因为肿瘤治疗失败 50% 以上是因为复发引起，而复发多在治疗后的 5 年之内，部分复发患者还可通过治疗达到根治效果，因此建议治疗后 1~2 年内每 3 个月复查 1 次，2~5 年内每半年复查 1 次，5 年以上的患者每年复查一次，坚持严格的复查制度是提高治疗效果的另一保证。

最后，对于某些特定肿瘤，肿瘤患者应习惯和学会与瘤共存，调整心态，提高生活质量。临床表现最突出的是结节性甲状腺肿（良性），目前甲状腺肿瘤的发病率全世界都在升高，特别是结节性甲状腺肿，由于其生长缓慢，可以几年甚至几十年缓慢生长，对患者的生活及工作影响不大，而手术治疗又不易彻底切除，还存在复发可能，因此临床目前均建议观察，不必要手术。

患者应该调整心态，做到和肿瘤"和平共处"。另外，还有一些特殊类型的肿瘤，如腺样囊性癌，容易出现远处转移，也是生长缓慢，对放、化疗并不敏感，临床上尚没有行之有效的治疗措施，但肿瘤的发展非常缓慢，这段时间非常长，因此患者应当学会坦然面对，提高这段生活质量，千万不要自己吓唬自己。

总之，肿瘤的防治都要必须从改变自己做起，谚语说"自助者，天助之"也就是这个意思，不仅要保持乐观向上的心态，健康良好的生活方式，尽量节制烟酒等不良刺激，更要在患病后保持清醒的头脑，做好长期抗癌的准备，在正规的医院制订科学合理的治疗方案，并定期**随访**。相信这些措施一定能达到目前最好的治疗效果！

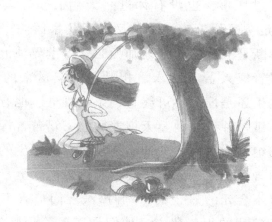

勇气创造奇迹　科学铸造明天

赵平，著名腹部肿瘤外科专家，主任医师，全国政协委员，中国医学科学院肿瘤医院前院长

刘晓林先生是一位优秀的教师，他培养的学生可谓桃李满天下。然而，这位受人爱戴的人却突遭横祸，使他陷入苦难之中。去年过生日，一杯酒下肚，刘晓林先生感到胃部灼痛。他的一个学生安排他去一家医院做检查，这位学生是这家医院的院长，为老师跑前跑后。做胃镜时发现老师的胃窦部有溃疡，**活检**病理证实是腺癌。尽管她没有告诉老师真相，刘晓林先生还是从那张苦笑的脸上发现了破绽。刘晓林先生偷偷从病例中看到那些可怕的字眼，犹如晴天霹雳，晕倒在医院。他不能相信自己得了癌症，他一生没有做过坏事，也没有休过一天病假，怎么会"突然得了癌症？"一定是医院搞错了。他又去了几家医院，医生们都说第一医院的诊断是准确的。刘老师顿时觉得世界马上陷入黑暗与恐怖之中。尽管家人苦苦相求、相劝，朋友送来的补品堆满房间，刘晓林先生还是惶惶不可终日，茶饭难进。他有时觉得如果不吃饭也许会饿死肿瘤，他整天抱着肿瘤书籍苦苦探寻，祈望找到治疗癌症的绝招。然而，他却始终没有听从医生的劝导去做手术治疗。表姐告诉他，"癌症一做手术就会扩散全身。你姐夫要是不做手术也不会死的那么快！"肿瘤医院门口有不少"热情的人"推荐治疗癌症的祖传秘方，他们许诺包管治好刘老师的病，还向他出示已经治愈癌症患者的心得体会。刘老师彻底迷茫了，在困惑中花掉几万块钱也没有觉得见效。有个得甲状腺癌的同学已经活了 5 年，在他的劝导下，刘晓林去青海的一个寺庙求助保

佑，据说不少癌症患者喝了那里的"圣水"后癌症消失了。折腾了几个月，有一天刘晓林发现大便呈柏油状，同时他感到心慌、气短，家人看他面色苍白，出冷汗，把他送进医院，送进手术室。手术中发现胃癌已经扩散，并转移到肝脏。最佳的治疗时机不幸被错过了。

导医的忠告：癌症的发病率受社会发展的影响在继续上升，尤其是人口老龄化和工业化进程导致癌症的新发人数与年俱增。当我们不幸患了癌症，重要的是不能被吓倒。癌症是可以治愈的，世界卫生组织提出 40% 的癌症通过早诊、早治可以治愈，可以长时间生存。因此，癌症不等同于死亡。刘老师如果得知患高血压、糖尿病，他不会面临天崩地裂的恐惧，更不会丧失理智乱投医。然而，值得注意的是现在癌症已经正式被列入慢性非传染性疾病的系列，说明许多人认为得了不治之症，被死亡的阴魂吓破了胆。美国发现在尸检时许多人患有癌症，生前没有症状或没有被诊断，说明即使身体内有肿瘤，与瘤共存也不是天方夜谭。癌症是恶魔，但是与其吓死，不如抗争求活。最近 20 年，恶性肿瘤的诊治有跨越式进步，放射治疗设备的进步使恶性肿瘤的放射更加精确和有效；放射治疗的治愈率不断提高。肿瘤内科治疗也努力规避化疗对于全身的副作用；靶向治疗的效果不断创造出惊人的奇迹。外科手术仍是肿瘤治疗的首选方案，外科对器官的人文保护使许多患者减少残疾和心理伤害。多学科的综合治疗使治疗的方案更加合理、更加有效。作为肿瘤专科医生，我们可以说许多肿瘤已经能够治愈。虽然，对于刚刚发现肿瘤的患者，医生常常按家属的意愿用善意的"谎言"掩饰病情真相；但是并不等于医生失去治愈的信心；我们的经验不仅已经可以让许多患者得到长期的生存，而且我们已经注意到关注肿瘤患者的生活质量。保留乳房的乳腺癌手术、保留肛门的直肠癌手术都已经在临床广泛应用。微创治疗也大大减少患者的创伤而达到治疗的效果。北京的抗癌乐园有上万名会员都是癌症患者，他们不仅一起抗争癌症，而且他们还组织文艺活动、体育锻炼改善身体机能，调节心理状态，使越来越多的肿瘤患者赢得生存，也享受了生存的质量。抗癌是一场没有硝烟的战争，争取活下去，能够赢取第二次生命的人就是英雄。勇气创造奇迹，科学铸造明天。

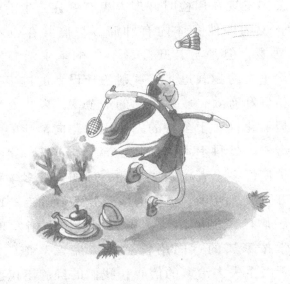

十二、名词解释

1．备皮：手术前将手术部位按要求剃除体毛及清洁局部皮肤，以减少术后感染的机会。

2．表皮生长因子受体（EGFR）：指正常上皮细胞/或来源于上皮组织的肿瘤细胞表面表达的一种蛋白质。它与血液中或肿瘤细胞自身分泌的一种叫做表皮生长因子的物质具有配对结构，能被表皮生长因子识别并和它结合，因此叫做表皮生长因子受体。

3．冷冻病理检查：又称冷冻切片检查，即手术中将切下的组织经低温快速冷冻后行快速病理检查，是绝大多数疾病在手术中明确诊断的方法，大约30分钟即可出结果。

4．肠道准备：检查或治疗前需要做肠道的清洁准备工作。

5．肠屏障功能：是指肠道上皮具有分隔肠腔内物质，防止致病性物质侵入的功能。正常情况下肠道具有屏障作用，可有效地阻挡肠道内寄生菌及其毒素向肠腔外组织、器官移位，防止机体受内源性微生物及其毒素的侵害。肠道除消化吸收功能外，其功能完整的黏膜屏障可防止细菌入侵，也防止吸收毒素。

6．常用抗心律失常药物：有奎尼丁、普鲁卡因胺、普罗帕酮（心律平）、维拉帕米（异搏定）、普尼拉明（心可定）、阿替洛尔（氨酰心安）、氧烯洛尔（心得平）等。

7．触诊：医生用手指或触觉为患者进行体格检查的方法。

8．电解质紊乱：是指血液中的离子，如钾、钠、碳酸氢盐、钙、镁、磷、氯出现异常升高、降低或比例失衡。出现电解质紊乱后患者会出现一系列不适症状。

9．放射性浓聚：指病变部位摄取放射性药物高于正常组织。

10．**分子影像学**：是近年来出现的交叉学科，它将分子生物学和影像医学有机结合，在分子及细胞水平研究疾病的发生、发展、转归。

11．**芬太尼族**：包括芬太尼、阿芬太尼、苏芬太尼和瑞芬太尼等药物。

12．**辐射损伤**：指由电离辐射所致的急性、迟发性或慢性的机体组织损害。

13．**富含维生素 B_{12} 的食物**：包括肉类食物，但植物性食品中基本不含维生素 B_{12}。

14．**富含维生素 B_1 的食物**：有豆类、坚果类、芹菜、瘦肉、动物内脏、小米、大白菜、发酵食品等。

15．**富含维生素 B_2 的食物**：有动物内脏、猪肉、小麦粉、大米、黄瓜、鳝鱼、鸡蛋、牛奶、豆类、油菜、菠菜、青蒜等。

16．**富含维生素 B_6 的食物**：有鸡肉、鱼肉、牛肉、燕麦、小麦麸、麦芽、豌豆、大豆、花生、胡桃等。

17．**富含维生素 C 的食物**：主要是新鲜的蔬菜和水果，如西红柿、青菜、韭菜、菠菜、柿子椒、柑桔、橙子、柚子、红果、葡萄等。

18．**富含维生素 E 的食物**：有各种油料种子及植物油，如麦胚油、玉米油、花生油、芝麻油、豆类、粗粮等。

19．**富含维生素 K 的食物**：有牛肝、鱼肝油、蛋黄、乳酪、海藻、菠菜、甘蓝菜、莴苣、香菜、藕等。

20．**干性脱皮**：是指皮肤的轻度放疗反应，表现为受到照射部位的皮肤出现鳞屑样的表皮脱落，脱落处皮肤干燥，没有渗出。

21．**高蛋白、易消化和易吸收的食物**：主要包括巧克力、酸奶、蛋白粉、豆腐、鱼肉等食物。

22．**高危因素**：是指患某种疾病危险性高的因素，该因素与疾病的发生有一定的因果关系，当消除该因素时，疾病的发生机率也随之下降。

23.**根治性放射治疗**：能达到治愈肿瘤的目的，患者接受放射治疗后有希望获得长期生存的结果。

24.**功能影像学**：可以评估脏器某些功能的影像学检查手段，如PET-CT等。

25.**骨髓抑制**：是指骨髓中的血细胞前体的活性下降，导致外周血细胞数量减少，是化疗药物的常见毒副反应。实验室检查表现为白细胞减少、血红蛋白降低、血小板减少。

26.**过敏反应**：是指已免疫的机体在再次接受相同物质的刺激时所发生的反应。反应的特点是发作迅速、反应强烈、消退较快。表现为胸闷、心悸、呼吸困难、瘙痒、皮疹等。

27.**含钾食物**：含钾丰富的水果有草莓、柑橘、葡萄、柚子、西瓜、香蕉、番茄、硬柿、龙眼、香瓜、枣子、橙子、芒果等。含钾比较丰富的蔬菜有菠菜、山药、毛豆、苋菜、大葱等。

28.**含维生素A的食物**：有动物肝脏、奶、胡萝卜、西红柿、柿子、鸡蛋等。

29.**含纤维素食物**：蔬菜类食物富含纤维素，如笋、辣椒、蕨菜、菜花、菠菜、南瓜、白菜、油菜等。

30.**含锌食物**：食物中含锌较多的有牡蛎、胰脏、肝脏、血、瘦肉、蛋、粗粮、核桃、花生、西瓜子等。

31.**荷瘤小鼠**：就是被移植了肿瘤的小鼠，即肿瘤小鼠模型。

32.**缓释制剂**：指口服后能够按照要求缓慢地非恒速释放药物，与相应的普通制剂比较，给药频率至少减少一半或有所减少，且能显著增加患者的顺应性或疗效的制剂。

33.**活检**：活体组织检查简称"活检"，是指应诊断、治疗的需要，从患者体内切取、钳取或穿刺等取出病变组织，进行病理学检查的技术。

34．**基础代谢**：指人在安静状态下的代谢状态。

35．**假阳性**：指由于多种原因造成将阴性结果误判为阳性，而假阴性则是指将真正的阳性结果误判为阴性。临床上应用的任何技术都很难做到 100% 正确，故偶尔会有假阳性或假阴性的结果。

36．**假阴性**：某项检查的结果实际上应该是阳性的，但由于操作、仪器、个人身体特性等原因导致结果呈阴性。

37．**禁忌证**：指不适宜于采用某种诊断或治疗措施的疾病或状况。

38．**巨噬细胞集落刺激因子**：是一种促进人体造血细胞增殖和分化的细胞因子，具有刺激粒细胞、单核巨噬细胞成熟，促进成熟细胞向外周血释放，并能促进巨噬细胞及嗜酸性细胞的多种功能。临床主要用于预防和治疗肿瘤放疗或化疗后引起的白细胞减少症、预防白细胞减少可能潜在的感染并发症，以及促进因感染引起的中性粒细胞减少的加快恢复。

39．**开放性手术**：即传统的开刀手术，用刀从身体表面逐层切开，显露要手术的部位，通常伤口较大，创伤也较大，瘢痕大。开放性手术是相对于腔镜手术来讲，腔镜手术伤口相对要小很多，愈合也较快，损伤小。

40．**抗血小板聚集**：是指有抗血栓形成的作用。

41．**空腔脏器**：是指管腔状的器官，脏器内部含有大量空间，如胃、肠、膀胱、胆囊等。

42．**控释制剂**：是通过定时、定量、匀速地向外释放药物的一种剂型，它能使药物在血液中的浓度恒定，没有波动现象，从而更好地发挥疗效。

43．**淋巴结清扫术**：指切除某种恶性肿瘤易于发生转移或已经发生转移的某部位淋巴组织及周围的脂肪、神经、血管等组织的手术。

44．弥散性血管内凝血（DIC）：是指在某些致病因子作用下凝血因子和血小板被激活，大量可溶性促凝物质入血，从而引起一个以凝血功能失常为主要特征的病理过程（或病理综合征）。在微循环中形成大量微血栓，同时大量消耗凝血因子和血小板，继发性纤维蛋白溶解（纤溶）过程加强，导致出血、休克、器官功能障碍和贫血等临床表现的出现。

45．免疫组化：是应用免疫学基本原理——抗原抗体反应，即抗原与抗体特异性结合的原理，通过化学反应使标记抗体的显色剂（荧光素、酶、金属离子、同位素）显色来确定组织细胞内抗原（多肽和蛋白质），对其进行定位、定性及定量的研究，称为免疫组织化学技术。

46．凝血功能：人的血液有自动凝固的功能，如正常情况下人受到外伤导致出血时，血液会自动凝固而止血。而某些血液病患者，血液中的促进血液凝固的因子发生异常，可出现出血不能自止的情况。

47．腔镜检查：利用人体天然形成的通道或通过微小切口将特殊的腔镜器械导入人体内进行的检查，如膀胱镜检查、宫腔镜检查、腹腔镜检查等。

48．乳糜微粒：脂类食物消化时形成外观混浊的一种白色或淡黄色混浊液，经肠道的乳糜管吸收，再由淋巴系统运送，经胸导管注入血循环。

49．弱阿片类药物：抗镇痛作用弱的阿片类药物，以可待因为代表。

50．筛查：是指通过询问、查体、实验室检查和影像学检查等方法对"健康人"针对某种或某些疾病有目的进行的检查，是早期发现癌症和癌前病变的重要途径。

51．神经毒性：通常是指药物的副作用。是指药物或治疗

（如放射治疗）除了正常的治病作用外，对人体神经系统所带来的损伤。

52．**肾毒性**：临床表现轻重不一，轻度时可为蛋白尿和管型尿，继而可发生氮质血症、肾功能减退，严重时可出现急性肾衰和尿毒症等。肾毒性可为一过性，也可为永久性损伤。可导致肾毒性的常见药物有某些抗菌药、抗肿瘤药、解热镇痛抗炎药、麻醉药、碘化物造影剂、碳酸锂等。

53．**生化全套**：是指用生物或化学的方法来对人进行身体检查，生化全套检查内容包括：肝功能（总蛋白、白蛋白、球蛋白、胆红素、转氨酶）；血脂（总胆固醇、甘油三酯、高和低密度脂蛋白）；空腹血糖；肾功能（肌酐、尿素氮）；尿酸；乳酸脱氢酶；肌酸激酶等。

54．**生命体征**：是用来判断患者的病情轻重和危急程度的指征，主要包括有体温、脉搏、呼吸和血压，是维持生命基本征候，是机体内在活动的客观反应，是衡量机体状况的重要指标。

55．**适应证**：指某一种药物或诊断治疗方法所能诊断治疗的疾病范围或疾病状态。

56．**随访**：指医生在对患者进行诊断或治疗后，对患者疾病发展状况、治疗后恢复情况等继续进行追踪观察所做的工作。

57．**听诊**：是医生用耳或听诊器来探听人体内自行发出的声音来判断是否正常的一种诊断方法。

58．**痛阈**：是指引起疼痛的最低刺激量。痛阈的高低因人而异，且受多种因素影响，比如年龄、性别、性格、心理状态以及致痛刺激的性质等。

59．**透皮给药**：是指将药物涂抹或敷贴于皮肤表面，并通过皮肤吸收药物的一种给药方法。

60．**望诊**：医生运用视觉，对人体以及排出物进行有目的地观察，以了解健康或疾病状态。

61. 围手术期：是指从患者决定接受手术治疗开始，直至手术后基本康复的全过程，时间在术前 5~7 天至术后 7~12 天。

62. 胃肠道反应：本书中胃肠道反应多是指化疗药物常见副作用之一，主要表现为食欲减退、恶心、呕吐、腹胀、腹泻等。

63. 误吸：误吸字面上讲就是错误的吸入呼吸道。吸入物可以是液体、食物、异物等，如果手术，吸入物则是胃内容物，如胃液、食物等可因呕吐而被吸入呼吸道，造成呼吸道阻塞、吸入性肺炎，甚至窒息等严重后果。

64. 纤溶酶原激活物：是由血管内皮细胞合成、分泌、不断释放入血液一种单链糖蛋白，是凝血系统重要的监测指标。人体血液中组织纤溶酶原激活物正常值为 0.3~0.5U/ml（发色底物法）。其临床意义为：降低：提示纤溶活性降低。见于血栓前状态和血栓性疾病，如动脉血栓形成、深部静脉血栓形成、缺血性脑卒中等。升高：提示纤溶活性亢进，见于原发性和继发性纤溶亢进，如弥散性血管内凝血、急性早幼粒细胞白血病、肝病、冠心病、高脂血症、应激反应等。

65. 纤维蛋白溶解系统：血液凝固过程中形成的纤维蛋白被分解液化的过程称纤维蛋白溶解。纤维蛋白溶解的激活物（纤溶酶原和纤维蛋白溶解酶即纤溶酶）和抑制物以及纤溶的一系列酶促反应，总称为纤溶系统。

66. 血管内皮生长因子（VEGF）：是指一种能够刺激血管内皮细胞生长、形成新生血管的蛋白质。

67. 血生化检查：检测除血细胞外存在于血液中的各种离子、糖类、脂类、蛋白质以及各种酶、激素和机体的多种代谢产物的含量的检查。

68. 严重血液学毒性：是指药物对血液系统的毒性作用达到 IV 级（出现血红蛋白<6.5g/dl、白细胞<$1.0×10^9$/L、中性粒细胞<$0.5×10^9$/L、血小板<$25.0×10^9$/L 等改变）。

69. **眼睛的光反射**：通常是指眼睛的瞳孔对光线刺激的一种反应。表现为光线强时，瞳孔缩小；光线暗时，瞳孔放大。

70. **药代动力学**：是定量研究药物在生物体内吸收、分布、代谢和排泄规律，并运用数学原理和方法阐述血药浓度随时间变化的规律的一门学科。

71. **要素饮食**：一种化学精制食物，含有全部人体所需的易于消化吸收的营养成分，包含游离氨基酸、单糖、主要脂肪酸、维生素、无机盐类和微量元素。主要特点：无需经过消化过程即可直接被肠道吸收和利用，为人体提供热能及营养。

72. **一过性失眠**：又称临时性失眠，是一种持续一段时间后可自行缓解的睡眠障碍。它不同于"失眠症"，多半是由心理上或精神上的原因引起，一旦消除了引起失眠的原因，就可以恢复至平日的睡眠状态。

73. **乙肝两对半**：是检查乙肝病毒感染的血清标志物。常用的乙型肝炎病毒免疫学标志物包括表面抗原、表面抗体、e抗原和e抗体、乙肝核心抗体五项，因前四项为两对抗原和抗体，加上乙肝核心抗体，故称为两对半，又称为乙肝五项。其检查意义在于：检查是否感染乙肝及感染的具体情况。

74. **应激状态**：指人体在受到刺激之后作出的反应，以便适应这个刺激变化的环境。这时候的状态称应激状态。

75. **优质动物蛋白质**：动物性食物中含有优质蛋白质、铁、锌、维生素 B_2 等，但缺乏维生素C，钙的含量也少。

76. **预后**：指预测疾病的可能病程和结局，只是医生们依据某种疾病的一般规律推断的一种可能性，这种可能性通常是指患者群体而不是个人。

77. **照射野**：在患者接受放疗前，医生会通过CT扫描进行病灶部位定位，通过电子计算机计算、规划后会在患者身体表面划定一个将要进行放射治疗的照射范围，这个被划定的区域就叫照射野。

78．**脂肪血**：大量脂肪进入血液形成乳糜微粒，使血液呈浑浊状，严重时血液似米汤样。又称为乳糜血。

79．**职业危险暴露**：指由于职业关系而暴露在某种危险因素中，从而有可能损害健康或危及生命的一种情况。

80．**中度有氧活动**：在运动过程中，人体吸入的氧气大体与需要的氧气相等，也称等张运动，如步行、慢跑、游泳、骑自行车、跳绳、上下楼梯、健身舞等。

81．**种植**：体腔内器官的恶性肿瘤侵及器官表面时，瘤细胞可以脱落，像播种一样种植在体腔内其他部位而形成的转移性肿瘤病灶。